前列腺炎
中西医实用手册

主　编　宋爱莉　陈洪延

科学出版社
北　京

内 容 简 介

本书共分4章，详细阐述了前列腺炎的中西医基础知识、西医治疗方法、中医诊治特点、辅助检查手段、饮食、护理、生活及家庭保养方法等。并于附录中汇集了前列腺炎的临床常用诊疗技术和国内外相关诊疗指南。

本书适合中西医临床医师等参考阅读。

图书在版编目(CIP)数据

前列腺炎中西医实用手册/宋爱莉，陈洪延主编. —北京：科学出版社，2018.1

ISBN 978-7-03-055286-0

Ⅰ. 前… Ⅱ. ①宋… ②陈… Ⅲ. 前列腺炎—中西医结合—诊疗—手册 Ⅳ. R697-62

中国版本图书馆CIP数据核字(2017)第274176号

责任编辑：王海燕 / 责任校对：张小霞
责任印制：赵 博 / 封面设计：吴朝洪

科学出版社 出版
北京东黄城根北街16号
邮政编码：100717
http://www.sciencep.com
北京凌奇印刷有限责任公司 印刷
科学出版社发行 各地新华书店经销
*
2018年1月第 一 版 开本：开本：890×1240 1/32
2018年1月第一次印刷 印张：5 3/4
字数：183 000
POD定价： 39.00元
(如有印装质量问题，我社负责调换)

《前列腺炎中西医实用手册》
编写人员

主　编　宋爱莉　陈洪延

副主编　高兆旺　孙子渊

编　者　（以姓氏笔画为序）

仲崇副　刘　杰　孙子渊

陈洪延　陈腾飞　荣宝海

高兆旺

前言

前列腺炎是泌尿男科最常见的疾病之一，好发于青壮年男性，是由多种致病因素引起的一组临床症候群。前列腺炎急性发作常由化脓性细菌感染引起，有明显的尿道感染史和全身体征，相当于中医的“热淋”；慢性者则以排尿刺激症状、盆腔疼痛综合征等为主要临床表现，中医称之为“精浊”。前列腺炎病情容易反复、缠绵难愈，还可引起男性性功能障碍、不育等疾病，给患者带来沉重的身体、心理和经济负担。本书从基础理论、中西医治疗、护理调护等方面对前列腺炎进行详细地阐释，在中医诊疗、调护保健等方面，体现了中医医家的学术思想，并结合西医诊疗技术，以求能为医学临床工作提供切入点，拓宽思路，提高疗效。

中西医结合诊治前列腺炎，具有中西互补、治疗方法系统全面的优势。本书论述全面，重点突出，条理清晰，非常适用于临床学习和工作。全书共分 4 章，介绍了前列腺炎的基础知识、西医治疗、中医治疗、临床护理与家庭保健，尤其注重从中医学角度分析前列腺炎的病因病机、辨证论治及预后等知识。

本书的编写参考了一些专著及文献资料，其中古医案部分摘自高继穌主编的《中医男科证治类萃》。在此谨向相关专著、文献作者及出版者表示诚挚的感谢，并将主要参考文献列于书后，便于读者查阅。对于书中存在的不足之处，恳请广大读者不吝赐教。

全国第五批名老中医学术经验继承人
山东中西医结合学会男科专业委员会副主任委员　陈洪延
山东中医药大学附属医院泌尿外科副主任

目　录

第1章

前列腺炎的基础知识

前列腺炎是成年男性的常见病之一，是各种因素相互作用、相互影响的结果。不同病因导致的前列腺炎可引起前列腺的多种形态改变，同时也会导致不同程度的病理生理改变，多种病变又可同时出现，从而使临床表现纷繁复杂。但是，在这些繁杂的临床表现下，却有相对特异性的规律可循，例如前列腺炎伴随直肠刺激症状，表现为肛门坠胀，大便意频，原因是由于其后紧邻直肠，炎症刺激引起的反应。前列腺组织炎症又可引起周边组织、脏器的刺激反应，所以在诊治前列腺炎之前，必须掌握前列腺的生理学和解剖结构。

前列腺是一个由腺体和肌纤维组成的器官，位于盆腔中，前与耻骨、后与直肠、上与膀胱、下与尿道等器官组织相通、相邻。深入研究前列腺的解剖结构和生理特点，有助于对其进行症状分析和准确用药。

第一节　解剖基础

一、前列腺的解剖

前列腺位于尿道起始部，呈倒置的栗子状，上界是膀胱颈部，下界是尿生殖膈，大小常以栗子形容。前列腺底与膀胱颈、精囊腺和输精管壶腹相邻。尿道从前列腺中央穿过，前方为耻骨联合，后方为直肠壶腹。直肠指检时可触及前列腺的后面，可用以诊断前列腺是否肥大、有否占位等，向上并可触及输精管壶腹和精囊腺（图 1-1）。小儿的前列腺甚小，在性成熟期腺部可迅速生长。老年时，前列腺退化萎缩，亦可因内分泌失调导致腺内结缔组织增生，形成前列腺肥大。

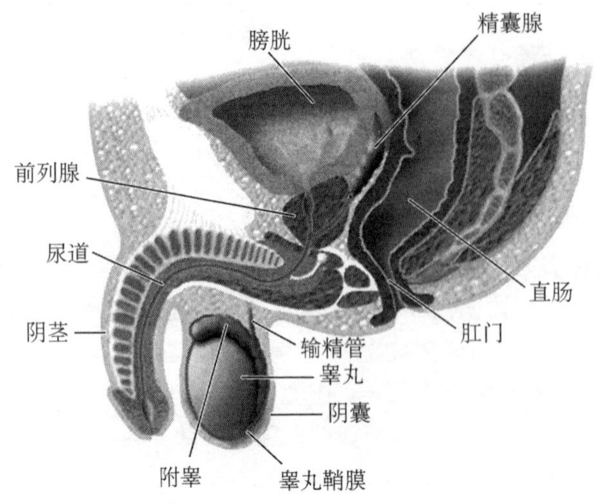

图 1-1　前列腺解剖位置

前列腺表面有一层被膜，其内有较多的弹性纤维和平滑肌，这些成分可伸入腺内，组成前列腺的支架。前列腺的实质由 30～50 个复管泡状腺组成，共有15～30 条导管开口于尿道精阜的两侧。按腺体的分布，可分成黏膜腺、黏膜下腺和主腺。

前列腺紧邻膀胱颈部，底部宽大，中央稍凹，前部有尿道穿入。尖部位于最下方，前列腺的尖部细小，与膜部尿道融合，止于尿生殖膈上筋膜的上面。尖底两部分之间为前列腺体，尿道穿过前列腺实质，在尖部的前上方穿出。前列腺前面较窄呈凸形，邻耻骨后间隙，约在耻骨联合下缘后方 2cm 处，它与耻骨后面之间有静脉丛和一些疏松结缔组织，前列腺前面下部由耻骨前列腺韧带与耻骨相连接，起固定作用。前列腺的后面横向平坦，纵向呈凸面，正中有一浅纵沟，称为前列腺中央沟。此沟将前列腺后面分为左右两部分，肛门指检隔着直肠前壁可触及前列腺的大小、硬度和表面形态。前列腺后面与直肠下段前壁相邻，其间隔以少量疏松结缔组织和膀胱直肠筋膜；前列腺后面的上部有左右射精管穿过，分别开口于精阜附近。前列腺下外侧面较粗糙，被肛提肌的前列腺提肌覆盖，起支撑作用(图 1-2)。

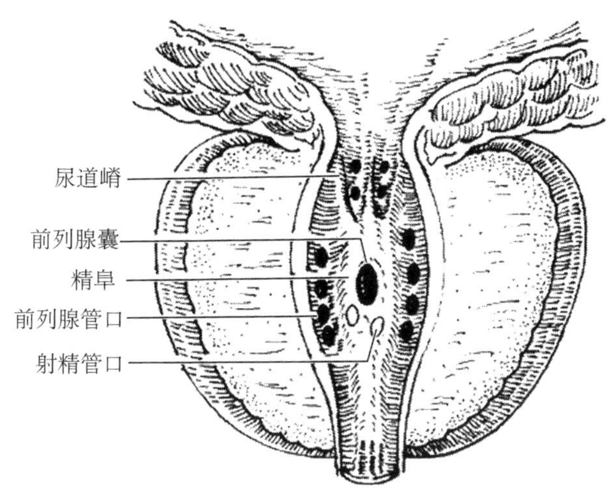

图 1-2 前列腺解剖

前列腺的结构经历了漫长的假说阶段，从最初的“一叶状结构”到 1906 年 Home 描述出前列腺“中叶”结构，才诱发了人们对前列腺解剖结构的猜想和探索。1912 年，Lowsley 根据胚胎学的研究提出前列腺由 5 个叶构成，即前叶、后叶、中叶、左侧叶、右侧叶；其中前叶仅在胚胎时存在，出生后退化或消失。1954 年，Franks 强调这种分叶形式仅存在于胚胎中，从妊娠最后 1 个月到出生后就不能再看到分叶，且也不能证明前列腺导管的后排腺管的存在，这就对“分叶假说”提出了尖锐的挑战。但由于这一假说的相对先进性，一直被沿用至今。前列腺增生后解剖结构的变化是否为中叶和侧叶的原因是值得深入研究的问题。

随着研究深入，“向心性分带假说”进入主流学说层次，即前列腺至少存在 2 个独立的结构——内带和外带。特别是 McNeal 主张以尿道为主要解剖标准，通过大量的前列腺剖面，从横断面、矢状面、冠状面、斜冠状面等层次分析某一部位的差别。

1972年，McNeal又将前列腺功能、病理与形态学联系起来，对前列腺各部分做了新的命名：将前列腺分为3个部分，最大的部分为周边区（peripheral zone），次之为中央区（central zone），两者占腺体的95%，其余5%的腺体为移行区（transitional zone）（图1-3）。周边区为前列腺癌最常发生区域，而移行区则是前列腺增生发生的唯一部位。

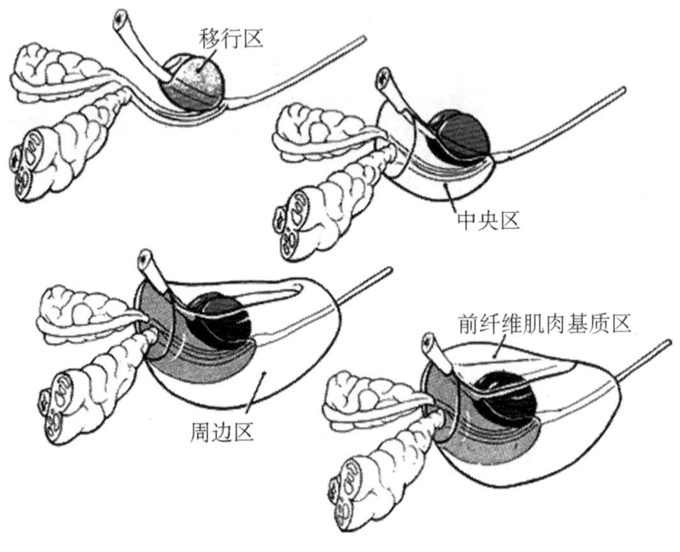

图1-3 前列腺分区

二、前列腺的组织结构

前列腺的表面由十分柔韧的被膜覆盖包裹，被膜由3层结构构成。外层由疏松的结缔组织和静脉构成，中层为纤维鞘，内层为肌层。有一层薄而致密的前列腺固有包膜，称为“真被膜”，由平滑肌纤维和结缔组织构成。前列腺包膜是腺体本身的一部分，与尿道周围的肌肉相连，包膜向腺体深部发出许多小隔，把前列腺分为若干小

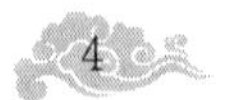

叶。后叶位于中叶和两侧叶的后面，医生在直肠指检时摸到的即为此叶。

前列腺的包膜形成了“屏障”，对前列腺有保护意义。但事物往往是具有双面性的，包膜在保护前列腺的同时，也使有治疗作用的药物难以进入腺体组织，成为药物治疗前列腺疾病困难的原因。前列腺包膜外面尚有一层筋膜包绕，称为前列腺鞘，又称为“假被膜”，由盆筋膜增厚的脏层构成。在前列腺的真假被膜之间有前列腺静脉丛、动脉和神经分支，静脉丛接收来自阴茎背深静脉的血液。

筋膜鞘在前面增厚形成耻骨前列腺韧带与耻骨联合筋膜相连接，对前列腺起固定作用。前列腺后面的筋膜与直肠膀胱筋膜相连接，两侧的筋膜与膀胱后韧带相连接。肛提肌的前部肌束由耻骨后附着于筋膜鞘的两侧，称为前列腺提肌，对前列腺亦起到固定作用。前列腺尖部的筋膜鞘与尿生殖膈上筋膜交织。

三、前列腺的血管神经支配

1. 动脉　前列腺的动脉来自膀胱下动脉、直肠下动脉及阴部内动脉等。但主要血供来自膀胱下动脉的前列腺分支。膀胱下动脉是髂内动脉的分支，行走在膀胱的外侧面，经膀胱和前列腺交界处，分为前列腺包膜动脉和尿道前列腺动脉。前列腺包膜动脉经前列腺静脉丛，沿腺体后外侧面下行，发出分支供应前列腺包膜和腺体外侧部大部分；尿道前列腺动脉于膀胱前列腺结合部后外侧 5 点和 7 点处分别进入前列腺腺体，进入腺体后在靠近尿道的前列腺组织中向下走行，供应深部前列腺和尿道周围的腺组织，还发出分支供应膀胱颈(图 1-4)。

2. 静脉　前列腺周围的静脉很丰富，起自阴茎背深静脉，位于前列腺的前面和两侧的固有膜(真被膜)与筋膜鞘(假被膜)之间，形成前列腺静脉丛(Santorini 丛)，接收前列腺实质的静脉回流。亦有人认为前列腺的静脉丛有部分可直接汇入膀胱静脉，经膀胱下静脉汇入髂内静脉或髂内静脉的其他属支，亦有人认为前列腺的静脉丛有部分可直接汇入膀胱静脉，是前列腺静脉回流的补偿。前列腺静

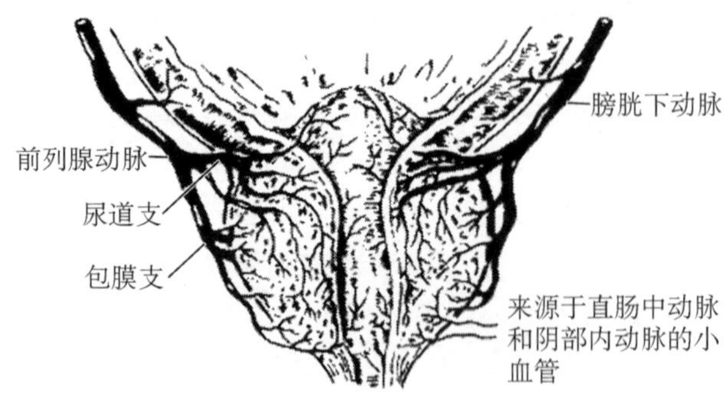

图 1-4　前列腺动脉分部

脉丛与会阴、下肢和脊椎的静脉回流有广泛的交通。前列腺静脉丛与椎内静脉及髂骨的静脉有交通支，这是前列腺癌在骨转移时首先表现为骶骨、腰椎和髂骨转移的原因。前列腺静脉和痔静脉丛有吻合，通过直肠上静脉引流到门静脉系。这是前列腺癌可引起肝转移的主要原因（图 1-5）。

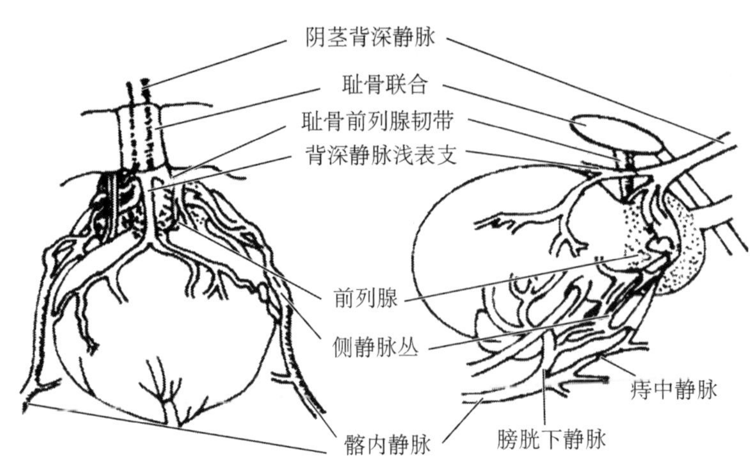

图 1-5　前列腺静脉

3. 淋巴　前列腺被膜和实质内均存在有毛细淋巴管及淋巴管。前列腺实质内，每个复管泡状腺周围有 1～2 条毛细淋巴管，毛细淋巴管互相汇合，形成毛细淋巴管网，由毛细淋巴管网发出的淋巴管沿着血管走在腺小叶间的结缔组织内，呈放射状走向前列腺包膜，在包膜内吻合成淋巴管丛，并发出集合淋巴管从前列腺前部、后部和外侧部走向周围的淋巴结(图 1-6)。

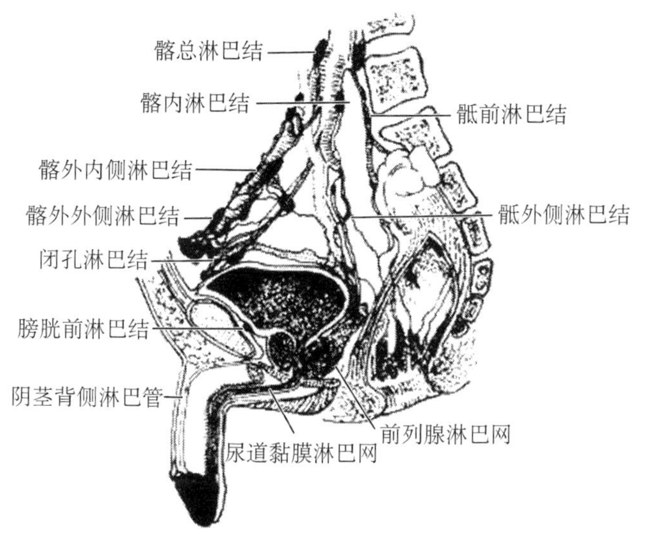

图 1-6　前列腺淋巴分部

前列腺的淋巴流向有 4 个途径：①前列腺后部上方发出的集合淋巴管沿精囊的边缘上行，注入髂外淋巴结；②前列腺前部发出的集合淋巴管上行到前列腺上方的后面，沿前列腺动脉走行，注入髂内淋巴结；③前列腺后部发出的集合淋巴管沿直肠膀胱筋膜走行至骶骨，注入骶前淋巴结；④前列腺前侧部发出的淋巴管下行至会阴，沿阴部内动脉走行，注入髂内动脉根部的髂内淋巴结。

髂外淋巴结组和髂内淋巴结组是前列腺的两个主要淋巴流向。髂外组有 3 个链组成：外侧链，沿髂外动脉外侧分布；中间链，位于髂外动脉的前面；内侧链，沿髂外静脉分布于闭孔神经的上方。闭孔淋巴结被认为是前列腺淋巴引流的第一站，是髂外淋巴结组内侧链的一部分。髂内淋巴结组沿髓内动脉及其分支分布。分为壁组和脏组，前者引流骨盆内肌肉骨髂部分，后者引流盆腔脏器部分。前列腺的淋巴管与膀胱、精囊和直肠的淋巴管有直接交通。

4. 神经　前列腺的神经来自直肠周围的盆腔神经丛，盆腔神经丛由来自 T_{11}～L_2 节段的交感神经纤维和 $S_{2\sim4}$ 节段的副交感神经前纤维组成。支配前列腺的神经位于真假被膜之间，与血管组成神经血管束，走行于前列腺的后外侧。副交感神经支配腺泡，促进腺体分泌。交感神经可使包膜和基质内的平滑肌收缩。另外，人类前列腺的腺体和包膜内还有自主神经节细胞存在，它们具有整合和传递作用。

第二节　生理基础

前列腺的一个重要功能就是分泌前列腺液，这些前列腺分泌液可以通过前列腺按摩（示指进入肛门，经直肠对前列腺腺体按摩）的方法获取。正常的前列腺液为淡乳白色，有蛋白光泽，每日分泌量为0.5～2ml。前列腺液为精液的一部分，占精液的15%～30%；其 pH 在 6～7，酸性；有保护、适宜、增强精子活动及润滑尿道等作用。炎症严重时前列腺液可变浓厚，色泽变黄或呈淡红色混浊，或含絮状物，并有黏丝。在显微镜下检查可见以下几种成分。

1. 卵磷脂小体　在前列腺液中分布均匀，为圆球形小体，折光性强，数目较多。正常前列腺液内总含脂 280mg/dl，磷脂占 65%，而以卵磷脂为主。卵磷脂小体几乎布满视野，前列腺发生炎症时，巨噬细胞吞噬大量脂类，故卵磷脂小体明显下降。因此卵磷脂小体的多少，在一定程度上反映前列腺炎的轻重，随着治疗以后病情的稳定和好转，卵磷脂数目也可增加。

2. 血细胞　包括白细胞和红细胞。正常情况下红细胞偶见，在炎症时才出现，如按摩过重可引起红细胞数增加，甚至出现肉眼可见的出血现象。正常前列腺液内白细胞散在，每高倍视野不超过 10 个，且分散，不成堆成串。炎症时由于排泄管引流，不按压即可见成堆脓细胞或白细胞，如在显微镜下观察每高倍视野超过 10 个白细胞，即可诊断为细菌性前列腺炎。

3. 前列腺液中还可见到淀粉颗粒、结石或精子　因在前列腺疾病诊断中无重大意义，故一般不做介绍。前列腺液的生物化学成分很丰富，对前列腺疾病诊断有意义的包括 pH、锌、酸性磷酸酶、枸橼酸和亮氨酸氨肽酶等，在发生炎症时锌及各种酶的含量都会下降，但在临床上很少应用。

4. 蛋白质　前列腺液中蛋白质的含量很少，主要含有高浓度的锌离子、酸性磷酸酶、蛋白水解酶、纤维蛋白酶、精胺、脂族多肽等。其中蛋白水解酶和纤维蛋白酶有促进精液液化的作用，而检测酸性磷酸酶和枸橼酸，可帮助判断前列腺功能及有无癌变。

前列腺液和精液不同，但两者关系密切。前列腺液是精液的组成部分，主要由前列腺分泌，而精液则包含了多种腺体的分泌物。精液是精子和精浆的混合物。精子是在睾丸曲细精管中产生的活细胞，数目很多。精浆则是由睾丸液、附睾液、输精管壶腹液、附属性腺分泌液和尿道腺液等共同组成，其中包括前列腺液。前列腺液占精浆的 20%～30%，但最多的是精囊腺分泌液，占精浆的 60%～70%，其余成分仅占 10%。精浆是输送精子必需的递质，同时还含有维持精子生命必需的物质，并能激发精子的活动力。精液中含有多种物质，如高浓度的有机物质、无机离子和各种酶。其中，许多与精液凝固或液化有关的酶都来自前列腺液，如氨基肽酶、纤维蛋白溶解酶、精氨酸酯水解酶等。另外，枸橼酸全部由前列腺分泌而来，它的作用是维持精液渗透压和精子玻璃酸酶的活性等。

前列腺的生理功能主要可概括为以下 4 个方面。

第一，具有外分泌功能。前列腺是男性最大的附属性腺，亦属人体外分泌腺之一。它可分泌前列腺液，是精液的重要组成成分，对精子正常的功能具有重要作用，对生育非常重要。前列腺液的分泌受雄性激素的调控。

第二，具有内分泌功能。前列腺内含有丰富的5α-还原酶，可将睾酮转化为更有生理活性的双氢睾酮。双氢睾酮在良性前列腺增生症的发病过程中起重要作用。通过阻断5α-还原酶，可减少双氢睾酮的产生，从而使增生的前列腺组织萎缩。

第三，具有控制排尿功能。前列腺包绕尿道，与膀胱颈贴近，构成了近端尿道壁，其环状平滑肌纤维围绕尿道前列腺部，参与构成尿道内括约肌。发生排尿冲动时，伴随着逼尿肌的收缩，内括约肌则松弛，使排尿顺利进行。

第四，具有运输功能。前列腺实质内有尿道和两条射精管穿过，当射精时，前列腺和精囊腺的肌肉收缩，可将输精管和精囊腺中的内容物经射精管压入后尿道，进而排出体外。

综上所述，前列腺有四项重要的功能，在人体内发挥了重要作用。

第三节　病理生理基础

一、发病原因

前列腺炎的病因多种多样，不同类型的前列腺炎其病因可能不同。细菌性前列腺炎的发病中感染因素占主导地位，在非细菌性前列腺炎和前列腺痛的发病中，感染因素可能是诱发或初始作用因素，而非感染性因素多占主导作用。

在前列腺炎发病中可能起作用的因素有以下几方面。

1. 感染因素

(1)细菌：在细菌性前列腺炎中致病微生物与引起泌尿生殖道感染的致病菌相似。常见的致病菌多数是大肠埃希菌(大肠杆菌)，少数是变形杆菌、克雷伯杆菌、肠球菌等。革兰阳性菌引起感染的机会不多，绝对厌氧菌很少引起前列腺感染。革兰阳性菌在病因学中的作用尚有争议，但大多数研究者认为肠球菌可引起慢性前列腺炎，然而其他革兰阳性菌如葡萄球菌属、链球菌、细球菌、类白喉等对前列腺炎的致病作用尚需进一步探索。近年来有学者认为革兰阳性细菌除肠球菌外,很少引起明显的前列腺炎。在国内,患者前列腺液培养中以金黄色葡萄球菌为常见细菌,是否菌种上与国外情况不同,还是属于尿道菌的污染,需待进一步研究。多数前列腺感染是单一致病菌引起,然而由两种或两种以上菌株或类型细菌引起者也时有发生。

直肠内的细菌通过直接扩散或淋巴扩散或血源性感染扩散也可成为导致疾病发生的原因。研究发现一些慢性细菌性前列腺炎患者的前列腺液与女性性伴侣的阴道分泌物有相同的致病菌,这表明细菌性前列腺炎可能是性交过程中细菌经尿道外口逆行感染的结果。淋病奈瑟菌(淋球菌)或非淋球菌尿道炎患者合并淋病奈瑟菌前列腺炎为性接触性疾病。无避孕套保护的肛门直肠性交可能因肠道细菌感染引起尿道炎、泌尿生殖道感染和附睾炎,也同样可引起细菌性前列腺炎。

综上所述,非细菌性前列腺炎和细菌性前列腺炎的感染途径可能是:①上行尿道感染;②排到后尿道的感染尿逆流到前列腺管;③直肠细菌直接扩散或通过淋巴管蔓延侵入前列腺;④血源性感染。

(2)支原体和衣原体:慢性非细菌性前列腺炎是一种原因不明的炎症病变。据门诊接诊统计数据显示:非细菌性前列腺炎患者是细菌性前列腺炎的 8 倍,有学者猜测分解尿素尿原体(ureaplasmas urealyticum)及沙眼衣原体可能是非细菌性前列腺炎的致病因素。分解尿素尿原体或许是慢性前列腺炎的致病原因,但也可能是一种腐生生物(saprophytes)。男性 40%非淋菌性尿道炎和 35 岁以下多数急性附睾炎均因沙眼衣原体感染引起,而大约 1/3 非细菌性前列腺炎患者有尿道炎。因此,它有可能为非细菌性前列腺炎的病因,但不少研究证明即使有,也不是重要的因素。

(3)真菌及寄生虫:真菌引起前列腺感染主要见于 AIDS 患者。患者的抵抗力遭到严重的损害,发生真菌性前列腺炎。引起前列腺炎的寄生虫主要有阴道毛滴虫、血吸虫等。

2. 化学因素　非细菌性前列腺炎的原因和致病原目前尚不清楚,致病菌有可能是无法确定的致病微生物,也可能是尿液反流入前列腺引起"化学性"前列腺炎。近来研究发现,慢性前列腺炎患者有前列腺内尿液反流现象,这可能对各类前列腺炎的发生均有重要意义。另外有很多成年男性通过B超检查发现前列腺内有结石的存在,但在X线上不能检出,而结石成分分析发现为尿液中成分而非前列腺液中成分,故推测前列腺结石的形成与尿液反流有关。感染后的结石可长期存在于腺体内,作为感染病灶不易消除。有人研究在前列腺切除前将炭粒粉溶液注入患者膀胱内,以后在切除前列腺标本中发现腺体及导管内有炭末;非细菌性前列腺炎患者膀胱内先注入炭粉溶液,3d后再进行前列腺按摩,可见前列腺液内有很多巨噬细胞含有炭粒。非细菌性前列腺炎和前列腺痛患者行排尿期膀胱尿道造影时,发现尿液反流非常严重,前列腺及射精管内均可见显影。因此认为前列腺内尿液反流所造成的化学性因素,可能是非细菌性前列腺炎发病的重要原因。

有研究认为,尿液回流进入前列腺是重要因素,通过影响嘧啶和嘌呤的代谢,提高尿酸浓度而引起前列腺炎,非细菌性前列腺炎的发病和前列腺分泌物中尿酸水平相关。根据上述理论,使用别嘌醇对非细菌性前列腺炎有治疗作用。但也有研究得出与上述结果相反的结论。

3. 交感神经因素　交感神经系统对非细菌性前列腺炎也有重要影响。根据生理研究,膀胱内括约肌和前列腺前括约肌内含有很多α肾上腺能神经末梢。并且在前列腺被膜、肌肉、腺泡平滑肌、腺管周围的肌肉及精囊、输尿管、射精管,α肾上腺能神经纤维也很丰富。尿道外括约肌虽然主要由体神经支配,但是其非随意肌部分也含有上述纤维,因此也受交感神经的影响。慢性前列腺炎特别是前列腺痛患者,其主要症状是会阴、耻骨等部位疼痛及显著的精神症状如焦虑、恐惧等,在这种情况下血循环糖皮质素浓度增加,全身和局部的儿茶酚胺也随之增加,肾上腺能纤维活动增强。许多患者在检查时显示膀胱颈和前列腺部尿道"痉挛",即不能完全松弛,而外括约肌却完全松弛。最大静止尿道闭合压特别高,尿流率下降,导致尿液反流至前列腺腺管和射精管内,引起前列腺炎,这就与前条吻合。

Miller 认为前列腺内自主神经系统兴奋,促使前列腺液分泌、前列腺肌肉收缩。临床症状应归诸于前列腺的应激反应,因此他建议把这种情况称之为应激性前列腺炎(stress prostatitis)。Blacklock 认为在正常排尿过程中,当逼尿肌收缩的同时,内括约肌和外括约肌相继松弛开放,尿液随之排出,此时前列腺部尿道的压力暂时性轻度上升。排尿完毕后外括约肌关闭,留在前列腺部尿道内的少量尿液很快被挤回膀胱,然后膀胱颈闭合。此时前列腺部尿道两端都已关闭。在这种情况下如若突然腹压增加,例如长跑或骑自行车时身体颠簸,压力可传导至两端都关闭的前列腺部尿道,其中残留少量的尿液可被迫进入前列腺管内。这一现象可说明有些运动员及驾驶员患前列腺炎而且不易治愈的机制。

4. *免疫因素* 关于前列腺炎的免疫学研究可以追溯到最初的通过研究前列腺液中的免疫球蛋白,发现抗体包被细菌,以及抗前列腺抗体的存在。最近应用动物模型成功模拟前列腺炎是一个自体免疫反应的过程。令人鼓舞的是研究发现在前列腺炎的发病过程中细菌产物提供了最初的抗原刺激,引起随后的免疫反应过程。

(1)免疫球蛋白包被细菌:①在 1979 年,Thomas 发表了一篇文章,文章阐述通过检测尿液中的抗体包被细菌,肾盂肾炎可以从膀胱炎中鉴别开来,在 35 例肾盂肾炎患者中有 34 例可检测出抗体包被细菌。而 20 例膀胱炎患者中仅检测出 1 例抗体包被细菌,通过这种方法可以将上尿路与下尿路感染区分开。②取 14 例正常人群和 51 例前列腺炎患者的精液,发现 25 例前列腺患者可检测出抗体包被细菌。在 25 例中有 24 例发现 IgA 抗体,10 例发现 IgG 抗体。在正常人群的精液中未发现抗体包被细菌。③可评价前列腺炎患者血浆中抗大肠埃希菌(大肠杆菌)抗体的滴度。Meares 等研究 25 例大肠埃希菌(大肠杆菌)引起的前列腺炎患者血浆凝集抗体的滴度明显高于对照组。在这篇研究中以对照组的稀释滴度定为无反应。接着的研究发现,在前列腺炎患者中,那些治疗有效的患者,抗体滴度逐步下降至正常。而那些治疗未愈的,抗体滴度居高不下。

(2)前列腺液中的免疫球蛋白:Chodirker 和 Tomasi 于 1963

年，首先证实并定性测定了正常人前列腺液中 IgG 和 IgA，之后研究者运用不同的技术，证实在细菌性前列腺炎中存在全身和局部免疫反应。Shortliffe 等应用固相放射免疫法（RIA）研究人类急性和慢性前列腺炎时的免疫反应。他们发现在前列腺液中有明确的局部抗体反应，主要是分泌型 IgA，它独立于血浆反应之外，且呈针对感染原的抗原特异性。在急性前列腺炎感染初期血浆和前列腺液中抗原特异性 IgG 升高，经药物治疗后慢慢下降，可延续 6～12 个月，前列腺液中抗原特异性 IgA 水平在感染后立即升高，治疗约 12 个月后，才会慢慢下降；但感染初期升高的血浆 IgA 水平仅 1 个月即下降。在慢性细菌性前列腺炎中，尽管在前列腺液中抗原特异性 IgA 和 IgG 均升高，但血浆中没有免疫球蛋白。在慢性细菌性前列腺炎经药物治疗后，前列腺液中 IgA 可持续升高约 1 年，而 IgG 则可持续 6 个月左右。在未治愈的慢性细菌性前列腺炎患者中，前列腺液抗原特异性 IgG 一直维持较高水平。测定前列腺液中抗原特异性 IgA 和 IgG 水平不仅有助于帮助诊断前列腺炎，而且有助于明确治疗的有效性。

早期的研究利用细菌谱，发现前列腺液中细菌特异性抗体的升高。研究发现非细菌性前列腺炎患者前列腺液中免疫球蛋白（包括 IgA 和 IgG）均中等程度升高，但未能检测出细菌特异性抗体。

为了确定抗菌的免疫球蛋白真实的特异性，有研究使用患者自身的感染细菌检测抗体的特异性。研究者们通过检测分泌型免疫球蛋白来确定细菌性免疫球蛋白，包括检测中段尿液和前列腺按摩后尿液中的免疫球蛋白。在一研究统计结果中显示：细菌性前列腺炎 14 例，非细菌性前列腺炎 8 例，未感染人群 11 例。在所有组中，IgA 和 IgG 在前列腺按摩后均升高，然而在检测特异性抗细菌免疫球蛋白后发现，在正常人群和非细菌性前列腺炎患者中，免疫球蛋白主要是 IgG 稍微升高，而在细菌性前列腺炎患者中，免疫球蛋白 IgA 和 IgG 均明显升高。

免疫球蛋白组织学定位：研究氛围正常对照组和良性前列腺肥大两组。研究发现 IgG 主要在腺细胞的胞质基底部分和管腔（ductal lumen)的分泌颗粒内。IgA 仅发现位于管腔的分化颗粒内。与上述研究不同,在前列腺炎中免疫球蛋白的研究中,21 例正常对照组仅 1 例检测出免疫球蛋白。57%的前列腺炎患者在前列腺组织中检测出免疫球蛋白。IgM 是主要的免疫球蛋白,占 85%,主要沉积的部位是腺细胞周围、血管壁和腺细胞,并依次减少。在 35%患者中可检测出 IgA,而 44%患者检测到 C4。但所有人均未能检测出 IgG。

(3)自体免疫反应:研究发现的抗前列腺抗原抗体,可能被认为是一个证据,表明非细菌性前列腺炎为一种自体免疫性疾病。

(4)动物模型:1984 年,Pacheco-Rupil 通过给 Winstar 大鼠回输 30d 前已被前列腺抽提物免疫的大鼠的脾细胞,证实了在前列腺炎的发展过程中,T 淋巴细胞是必需的。并且证明前列腺炎并不是通过针对前列腺提取物的抗体免疫所始动且在炎症反应的过程中,存在着肥大细胞的激活和脱颗粒。

(5)免疫因素对治疗的影响:利用形成自体免疫反应组织的动物模型,类固醇技术和雄激素能成功地用于反复性前列腺炎模型(Lewis 大鼠),以减轻炎症反应的程度。

由于肥大细胞的颗粒和组胺的释放在前列腺炎发病中的作用已被注意到,可以在治疗中使用少许的精组胺制剂(hydrosysin)。

5. 其他相关因素　性激素过量、泌尿系感染史、紧张程度高或精神因素、过敏体质和性生活等,都是引起前列腺炎的潜在诱发和加重因素。在下述的相关因素的研究中,欧美方面的研究较多,而国内尚缺系统性研究。

(1)年龄:前列腺炎的发病患者中年轻的男性高于老年男性,但前列腺增生患者症状明显者却多伴随前列腺炎,故对于年龄趋势,多发生于年轻人和老年患者。

(2)种族:美国白种人和黑种人,前列腺炎的发病率差异无显著统计学意义。

(3)地区:美国于 1990－1994 年的一篇统计发现美国南部地区的前列腺炎发病率是东北部的 2 倍。是否由于气候因素或性活跃因素导致此结果尚未明确。由于前列腺炎的定义和治疗的各方面的不统一性，关于地区间发病率的差异无法得到满意解释。

(4)性活动力：慢性前列腺炎患者与对照组相比，他们具有相对较长的性生活间隔和比较少的性生活次数，而对于频繁手淫的青少年，前列腺炎的发病率也极高。且更多的研究表明不洁性生活是重要因素。但也有调查发现性生活不是引起前列腺炎的影响因素。

(5)前列腺活检：留置导尿管和糖尿病并发症是前列腺活检后前列腺感染的危险因素。

(6)前列腺充血：前列腺充血是前列腺痛最重要的一个原因。前列腺充血肿胀会导致对尿道的压迫，对膀胱出口的压迫，以及对盆腔肌肉的刺激；产生的这些不适，与慢性前列腺炎是一样的，我们把它称为前列腺痛。所以性欲旺盛、频繁勃起、性生活过频的男性，会导致前列腺经常性的充血，其最容易发生前列腺炎伴前列腺痛。

(7)对某种病毒的过敏反应：亦可导致炎症。

(8)心身健康方面的因素：或可高达 50%。

二、发病机制

在前列腺炎患者中仅 5%可检测到细菌感染的证据，无感染证据的患者中，一部分患者前列腺分泌物中白细胞增多，表明前列腺内的无菌性炎症反应是引起前列腺炎症状的主要原因。对于没有临床表现的“正常男性”中也有相当一部分人存在前列腺炎症反应，Brunner 的研究显示在有前列腺炎症状的患者中，有炎症表现者和无炎症表现者分别占 64%和 31%。

(一)急性细菌性前列腺炎

急性前列腺炎主要由大肠埃希菌、链球菌、金黄色葡萄球菌、类白喉杆菌等感染引起，感染途径可有以下 3 个方面：①血行感染。感染从体内某一病灶(如牙齿、扁桃体、皮肤感染灶)以小脓栓的形式经血行播散至前列腺。②淋巴感染。肛门、结肠炎症及下尿路感染，可经淋巴管扩散至前列腺。③直接蔓延。泌尿系的感染可通过前列腺管逆行至前列腺，使之感染发炎，这是最常见的途径。此外，任何引起前列腺充血形成有利于细菌繁殖的情况，均能诱发前列腺炎，如过度饮酒、受寒、性生活过频、过度手淫、性交中断、远程骑车、导尿及会阴部损伤等。

本病常伴有后尿道及精囊炎症，病理表现为部分或整个前列腺的炎症反应，特点为前列腺排泄管的上皮组织充血、水肿、渗出、上皮细胞脱落，形成卡他性炎症，以后炎症向腺腔内发展，形成局限性小叶状炎症，脓性渗出物增多，脱落的上皮细胞、多核细胞浸润。若排泄管阻塞，渗出物潴留于腺腔内，同时侵犯多数的小叶间，以小血管为中心，潴留的渗出液形成大小不等的脓肿，严重者后期微脓肿融合或增大形成前列腺脓肿。

急性细菌性前列腺炎导致部分或整个前列腺明显炎症，大致可分为 3 个阶段：①充血期：后尿道、前列腺管及其周围间质组织表现充血、水肿及圆细胞浸润，可出现成片分叶核粒细胞。腺管上皮细胞时有增生及脱屑。②小泡期：炎症继续发展，前列腺管和小泡水肿及充血更明显，前列腺小管和腺泡膨胀，形成许多小型脓肿。③实质期：微小脓肿逐渐增大，侵入更多的实质和周围基质，这种情况以葡萄球菌感染多见。

（二）慢性前列腺炎的病因病理

目前一般将本病分为细菌性和无菌性两类。

1. 慢性细菌性前列腺炎

（1）由于急性前列腺炎病变严重或治疗不彻底，迁延为慢性前列腺炎，但临床上大多数患者并无急性发作史。

（2）身体其他部位的感染灶经血行播散至前列腺。

（3）后尿道的感染、尿道器械的应用及上尿路感染均可使细菌经尿道进入前列腺，这是临床最常见的途径。

（4）下尿路或结肠的炎症，可通过淋巴管而感染前列腺。

（5）性欲过旺，前列腺充血，会阴及尿道损伤，其他泌尿生殖系病变如尿道狭窄、前列腺增生、下尿路梗阻及前列腺结石等，均是发病的重要诱因。

慢性前列腺炎的致病菌多为大肠埃希菌、金黄色葡萄球菌、链球菌、类白喉杆菌及厌氧菌，也常有杆菌与球菌的混合感染及特异性与非特异性感染并存的情况。

2. 慢性非细菌性前列腺炎　本病好发于青壮年，一般认为，各种情况下的前列腺反复或持续的充血、水肿是其重要的发病原因。

(1)性冲动频繁，性生活过度，性交中断，频繁的手淫等，都易造成前列腺的充血甚至水肿。

(2)性兴奋不能正常宣泄，如已婚男子常习惯于有规律的性生活，因某些原因不能进行性生活，而男方的性欲又非常旺盛，这种旺盛的性欲常常引起性冲动，却又得不到射精机会，或性生活过度抑制，产生长时间的自动兴奋均可导致前列腺充血。

(3)会阴部直接压迫：如长途骑自行车、骑马，长时间久坐不动，也会引起充血。

(4)饮酒过多，或嗜食刺激性食物，不适当的前列腺按摩(如次数过频、用力过大)、受寒着凉等也是诱发前列腺充血的因素。

慢性前列腺炎的病理变化表现为腺泡、腺管和间质呈炎性反应，有多核细胞、淋巴细胞、浆细胞和巨噬细胞浸润和结缔组织增生，坏死灶纤维化，腺管管腔变窄，或小管被脓细胞和上皮细胞堵塞引起腺泡扩张，腺泡扩张则腺体呈现柔韧感觉，最后腺体结构破坏皱缩而成纤维化。前列腺因纤维性变而质地变硬或缩小，严重时纤维化可波及后尿道，使膀胱颈硬化。精囊及输精管壶腹也有纤维组织增生，壁层增厚，精囊及射精管开口可致纤维化狭窄。

单纯的急性前列腺炎而不伴有任何慢性前列腺炎的病理表现的并不常见，只占前列腺炎的13.1%～20%，大多数病例是与慢性前列腺炎同时存在。

第四节　常用分类

一、传统分类方法

Meares-Stamey的“四杯法”对前列腺炎进行分类是第一个规范的前列腺炎分类方法，通过比较初始尿液(voided bladder one,

VB_1)、中段尿液(voided bladder two, VB_2)、前列腺按摩液(expressed prostatic secretion,EPS)、前列腺按摩后尿液(voided bladder three, VB_3)“四杯”标本中白细胞数量和细菌培养结果将前列腺炎划分为:急性细菌性前列腺炎(acute bacterial prostatitis,ABP)、慢性细菌性前列腺炎(chronic bacterial prostatitis,CBP)、慢性非细菌性前列腺炎(chronic nonbacterial prostatitis,CNP)、前列腺痛(prostatodynia,PD)。该分类体现了过去以感染为前列腺炎主要病因的认识。

详细步骤如下。

1. 清洗尿道口后,收集 10ml 首段尿置第 1 个试管为 VB_1,代表尿道标本。

2. 再排尿 200ml,取其中 10ml 置第 2 个试管为 VB_2,代表膀胱标本。

3. 做前列腺按摩,将前列腺液(EPS)置第 3 个试管,代表前列腺标本。

4. 最后再嘱患者排尿 10ml,置第 4 个试管,即 VB_3,代表前列腺和后尿道。

所有标本均做细菌培养和常规检查,如白细胞计数等。由此可明确有无感染和炎症及基本明确感染和炎症的解剖部位。

若 VB_1 及 VB_2 培养有菌,EPS 及 VB_3 无菌,可排除前列腺炎。

若 VB_1 和 VB_2 仅有少量菌,而 EPS 有大量菌,或 VB_3 的细菌数是 VB_1 的 10 倍以上,则是 CBP 的特征。

若 EPS 中的白细胞≥10 个/HP,且有嗜脂巨细胞(颗粒细胞),EPS 的 pH≥8,卵磷脂小体<2+,则可作为 CBP 的参考指标。

若 EPS 培养无菌,但白细胞≥10 个/HP 则为炎症性 CAP,若 EPS 培养无菌,且白细胞<10 个/HP,为非炎症性 CAP。

二、NIH 分类方法

1995 年美国国立卫生研究院(National Institutes of Health, NIH)根据当时对前列腺炎的基础和临床研究情况,制定了一种新的分类方法。

1. Ⅰ型　相当于传统分类方法中的ABP。起病急，可表现为突发的发热性疾病，伴有持续和明显的下尿路感染症状，尿液中白细胞数量升高，血液或尿液中的细菌培养阳性。

2. Ⅱ型　相当于传统分类方法中的CBP，占慢性前列腺炎的5%～8%。有反复发作的下尿路感染症状，持续时间超过3个月，EPS/精液/VB_3中白细胞数量升高，细菌培养结果阳性。

3. Ⅲ型　慢性前列腺炎/慢性盆腔疼痛综合征(chronic prostatitis/chronic pelvic pain syndromes，CP/CPPS)，相当于传统分类方法中的CNP和PD，是前列腺炎中最常见的类型，占慢性前列腺炎的90%以上。主要表现为长期、反复的骨盆区域疼痛或不适，持续时间超过3个月，可伴有不同程度的排尿症状和性功能障碍，严重影响患者的生活质量；EPS/精液/VB_3细菌培养结果阴性。

根据EPS/精液/VB_3常规显微镜检查结果，该型又可再分为ⅢA(炎症性CPPS)和ⅢB(非炎症性CPPS)2种亚型：ⅢA型患者的EPS/精液/VB_3中白细胞数量升高；ⅢB型患者的EPS/精液/VB_3中白细胞在正常范围。ⅢA和ⅢB两种亚型各占50%左右。

4. Ⅳ型　无症状性前列腺炎(asymptomatic inflammatory prostatitis，AIP)。无主观症状，仅在有关前列腺方面的检查(EPS、精液、前列腺组织活检及前列腺切除标本的病理检查等)时发现炎症证据。

上述两种分类方法的比较见表1-1。

表1-1　Drach分类与NIH分类方法对比

Drach分类	NIH分类
急性前列腺炎(ABP)	Ⅰ型急性细菌性前列腺炎(ABP)
慢性细菌性前列腺炎(CBP)	Ⅱ型慢性细菌性前列腺炎(CBP)
慢性非细菌性前列腺炎(CNP)	Ⅲ型：慢性非细菌性前列腺炎/慢性盆腔疼痛综合征(CP/CPPS)

续表

Drach 分类	NIH 分类
EPS 无菌	A 型：炎症性 EPS 无菌，白细胞≥10 个/HP B 型：非炎症性 EPS 无菌，白细胞<10 个/HP
前列腺痛(PD) EPS 无菌，白细胞<10 个/HP	Ⅳ型：无症状性炎症性前列腺炎

以上分类方法除增加了无症状性前列腺炎外，还将传统分类方法中的 CNP 和 PD 合并为一类，体现了将慢性前列腺炎(Ⅲ型)作为临床综合征的新认识。此外，将Ⅲ型分为炎症性(ⅢA)和非炎症性(ⅢB)两个亚类，由于分类依据从 EPS 扩大到 EPS/精液/VB_3 的白细胞数量多寡，使这 2 个亚类并不与 CNP 和 PD 分别对等。对慢性前列腺炎认识的转变及随之产生的新分类使其治疗策略转向以改善症状为主，且对不同亚类更有针对性。根据国际前列腺炎合作网络(International Prostatitis Collaborative Network，IPCN)对该分类方法进行了 3 年的临床应用后，认为该分类方法较传统的分类方法有很大的进步，在临床应用中有一定的指导意义，但仍存在不足，有待进一步完善国际前列腺症状评分见表 1-2。

表 1-2　国际前列腺症状评分表(IPSS)

在过去 1 周你是否有以下症状	没有	在 5 次中少于 1 次	少于 50%	大约 50%	多于 50%	几乎每次	症状评分
是否经常有尿不尽的感觉	0	1	2	3	4	5	
两次排尿时间是否经常小于 2h	0	1	2	3	4	5	
是否经常有间断性排尿	0	1	2	3	4	5	
是否经常有憋尿困难	0	1	2	3	4	5	
是否经常有尿线变细现象	0	1	2	3	4	5	

续表

在过去1周你是否有以下症状	没有	在5次中少于1次	少于50%	大约50%	多于50%	几乎每次	症状评分
是否经常需要用力及使劲才能开始排尿	0	1	2	3	4	5	
	没有	1次	2次	3次	4次	5次以上	
从入睡到早起一般需要起来排尿几次	0	1	2	3	4	5	
症状计分的总评分:							

0～7＝轻度:密切观察;8～19＝中度:需要治疗;20～35＝重度:需要积极治疗

三、UPOINT表型分类方法

NIH分类方法及其评分标准的推广极大地促进了临床研究的开展,但绝大多数设计良好的、大样本实验研究表明:现有的治疗药物如抗生素、α受体阻滞药、5α还原酶抑制药等的疗效与安慰剂无显著差异,归因于其特异性治疗不足,症状评价不够全面。在此背景下,美国克利夫兰医学中心的Daniel Shoskes基于雪花假说理论提出针对慢性前列腺炎的UPOINT表型分类系统,将前列腺炎的症状分为6类:排尿症状、社会心理异常、器官特异性表现、感染、神经性功能障碍、盆底肌疼痛。U指患者表现刺激性或梗阻性排尿症状和(或)夜尿。P指与症状严重程度相关的心理问题,包括抑郁、焦虑、应激及应对不良(如灾难化、社会支持缺乏等)。O指直肠指检时前列腺触痛以及有明确的前列腺炎症的证据(通过EPS或VB_3镜检证实)。I指有明确的下尿路感染,包括复发性尿路感染(u-rinary tract infections,UTIs)或前列腺特异性标本(EPS或VB_3)培养出了尿路致病菌。N指可能与中枢性神经系统有关的一些病因不明的情形，包括肠易激综合征、纤维肌痛、慢性疲劳综合征及偏头痛等。T 指会阴部、盆底有明确的疼痛、痉挛或在会阴及盆底检查时出现急性肌筋膜痛性扳机点（actualmyofascial painful trigger points）。最新的研究增加了性功能障碍因子，即“UPOINTS”，但其是否能作为一个独立因子纳入 UPOINT 分类系统尚有争议。

根据不同的症状表现，将每个患者归属于一个或多个表型组合。其评测内容除 NIH 涵盖的疼痛部位、程度、频率、排尿症状等常规病史外，还包括了精神状态、性功能情况、肠易激综合征、慢性疲劳综合征、下腹部及外生殖器检查、泌尿外科手术史等。运用 UPOINT 表型分类系统，可制订比较个性化的综合治疗方案，如以盆腔疼痛为主诉的则主要选用针对盆腔的肌肉松弛药和物理治疗；以精神心理异常为主诉的则主要给予心理辅导，抗抑郁、抗焦虑药物；以感染为主要表现的则选用相应的敏感抗生素，另外，再针对其他兼证制订相应辅助治疗方案。该分类方法目前仍处于初步阶段，其调查问卷还在进一步完善中，但该系统的实用性和有效性已经初步得到了临床研究的验证。UPOINT 表型分类系统对临床实践具有重要指导意义，将真正实现慢性（Ⅲ型）前列腺炎的个性化治疗（表 1-3）。

表 1-3　UPOINT 各个因子的临床特征及建议的治疗措施

排尿症状 (urinary symptoms)	CPSI 排尿症状评分 ＞4 患者主诉令人困扰的尿急、尿频或夜尿 尿流率＜15ml/s 和（或）呈现梗阻模式 残余尿＞100ml	抗毒蕈碱类药物 α 受体阻滞药
社会心理的 (psychosocial)	临床抑郁症 不良的应对方式或行为，如灾难化（症状的放大或反刍、绝望）或不良的人际关系	心理咨询 认知行为治疗 抗抑郁药 抗焦虑药

续表

器官特异性的(organ specific)	特异性的前列腺疼痛 前列腺液中白细胞增多;血精;广泛的前列腺钙化	α受体阻滞药 5α还原酶抑制药 植物制剂(如槲皮素、花粉萃取物) 前列腺按摩
感染(infection)	排除急性或慢性细菌性前列腺炎(Ⅰ型及Ⅱ型前列腺炎) 定位于前列腺液的 G^{-} 杆菌或肠球菌感染 对抗生素治疗有效	抗生素
神经/系统性的(neurological/systemic)	超出腹部及盆腔区域的疼痛 肠易激综合征 纤维肌痛 慢性疲劳综合征	神经调节剂(如三环类抗抑郁药物、加巴喷丁) 相关疾病的特异性治疗
骨骼肌疼痛(tenderness of skeletal muscles)	会阴或盆底或侧壁压痛和(或)肌肉痉挛或扳机点	骨骼肌松弛药 针对盆腔的物理治疗 综合物理治疗 运动

第五节　中医对前列腺炎的认识

前列腺炎是青壮年男性的一种常见病、多发病。NIH(美国国立卫生研究院)将前列腺炎分为四型:①Ⅰ型,急性细菌性前列腺炎。②Ⅱ型,慢性细菌性前列腺炎。③Ⅲ型,慢性非细菌性前列腺炎(慢性盆腔疼痛综合征:Ⅲa 炎性慢性盆腔疼痛综合征;Ⅲb 非炎性慢性盆腔疼痛综合征）。④Ⅳ型，无症状的炎性前列腺炎。

前列腺炎急性发作常由化脓性细菌引起，有明显的尿道感染和全身体征，表现为起病较急，寒战高热，乏力，肌肉及关节痛，会阴及直肠内有沉重感，可有耻骨上、阴茎及腰骶部放射痛。如为尿道感染所引起，则尿频、尿急、尿痛较明显，相当于中医的“热淋”“淋证”“淋浊”范畴，若形成脓肿则称为“悬痈”“穿裆发”。临床仅占就诊患者数的5%～10%。

慢性者则以排尿刺激症状、盆腔疼痛综合征等为主要临床表现，可见排尿刺激症状，如尿频、尿急、尿痛，夜尿，排尿滴沥不尽，尿道口常有白色分泌物，排尿终末或大便用力时滴出。并在骨盆和生殖器的各个部位如会阴、阴茎、耻骨上、阴囊或尿道有不适或疼痛。寒战高热少见，偶有血精、射精后疼痛、阳痿、早泄、遗精，前列腺溢浊。有神经官能症症状，乏力，眼花，头晕，失眠，忧郁，中医称之为“精浊”“劳淋”等，临床最为常见，占90%～95%。

一、历代研究

中医学无“前列腺”一词，由于它具有重要的生理功能，所以肯定会论及于脏腑学说之中，涵盖于肾、膀胱、三焦等脏腑之中；因它与生殖泌尿系统有关且是易发病的器官，其临床表现应包括在淋证、癃闭、遗精、阳痿、白浊、尿血、少腹痛及不育等病症中；其治疗更是以辨证论治而取效。历代医家通过总结临床，认识逐渐深入，诊治水平逐步提高，大致可以概括如下。

1. 秦汉时期 《黄帝内经》中已有淋、癃、萎、浊的记载。《素问·气厥论》云：黄帝问曰：“五藏六腑，寒热相移者何？岐伯曰：胞移热于膀胱，则癃溺血”。说明热在下焦能导致小便不通和尿血；《素问·宣明五气论》云：“五气所病：膀胱不利为癃，不约为遗溺。”指出膀胱气化无权则遗尿；《素问·至真要大论》云：“诸转反戾，水液浑浊，皆属于热”。又云：“岁少阳在泉，火淫所胜，民病溺赤，甚则血便”。《素问·六元正纪大论》也云：“阳明司天之政，初之气，小便黄赤，甚则淋”。说明热邪能导致小便浑浊，而且根据运气学说指出，火热偏盛之年，人多病尿赤及尿血，这与急性前列腺炎多因热邪伤津损络所致恰恰相符；《灵枢·五味论》说："酸走筋，多食之，令人癃。酸入于胃，其气涩以收，上之两焦，弗能出入也，不出即留于胃中，胃中和温，则下注膀胱，膀胱之仓薄以懦，得酸则缩，约而不通，水道不行，故癃"。得知过食酸可引起小便不利，所以嘱患者慎食酸味；《灵枢·经筋》云："热则筋弛纵不收，阴痿不用"，则热邪也是阳痿的成因之一。《素问·痿论》论及七情所伤，劳心太过，思想无穷，所愿不得，意淫于外，入房太甚，则"宗筋弛纵，发为筋痿，及为白淫"。说明精神因素及情志不遂也是产生阳痿、精浊、滑精的重要病因之一，这与前列腺疾病的心理问题或疾病高发是有共同点的。

《神农本草经》共收集药物365种，其中约有83种写明用于男科疾病的治疗，如《神农本草经·上经》记载："巴戟天味辛，微温，主阴痿不起，强筋骨。""五味子味酸，温，主益气，补不足，强阴，益男子精"。"桑螵蛸味咸，平，主伤中、疝瘕、阴痿、益精生子，通五淋，利小便水道"。《神农本草经·中经》记载："淫羊藿味辛，寒，主阴痿、绝伤，茎中痛，利小便"等，这些药物至今在前列腺疾病的治疗中依然常用。

张仲景在《金匮要略·消渴小便不利淋病》篇中说："淋之为病，小便如粟状，小腹弦急，痛引脐中。"又曰："淋家不可发汗，发汗则必便血。"在《金匮·血痹虚劳病篇》记载："夫失精家，少腹弦急，阴头寒，目眩，发落，脉极虚芤迟，清谷亡血，失精。"精浊并遗精者，临床多常有此见症，用桂枝加龙骨牡蛎汤治之每获良效。又"虚劳腰痛，少腹拘急，小便不利者，八味肾气丸主之""五劳虚极羸瘦，腹满，不能饮食，食伤、忧伤、饮伤、房室伤、饥伤、劳伤、经络荣卫气伤，内有干血，肌肤甲错，两目黯黑，缓中补虚，大黄䗪虫丸主之"。明确提出了房劳夹瘀的证治方药，这与精浊病起病前多房室过度，久病多瘀极其相似。

王叔和是西晋著名的医学家，在脉学研究方面有很深的造诣，其《脉经》影响深远。他以脉类证，即根据脉象变化来分析病症，认为男性疾病的诊脉部位以双手的尺脉最为关键，如若尺脉沉细，则"阴下湿痒”。尺脉“滑而浮大者病苦,小腹痛满,不能溺,溺即阴中痛”等。

晋代葛洪,在其《肘后急备方》中有30余处关于男科病的条文记载。如用鹿角屑泡酒服,治疗男子梦交;用杜仲、狗脊等温阳之品治阳痿;用牡蛎壳研末外敷治阴汗;用黄柏浸水外洗治疗男子阴疮损烂;用乌梅浸渍取水外洗治疗阴囊湿痒、皮剥等。

由此可见,在秦汉两晋时期,已能区别与鉴别小便淋沥、小便不通及尿血等症。《内经》中已指出热邪及炎热季节均能导致小便不利、阳痿、尿血等。并讨论了精神与精浊病、性功能障碍的关系问题。《神农本草经》中已经列出许多具有治疗男科疾病的特效药物。张仲景所描述的淋之症状,与急性前列腺炎的临床表现基本一致,且明确指出不可用汗法。王叔和从脉学方面发挥、阐释了男性病脉学的内容,对前列腺病的整体辨证有很大帮助。葛洪治疗男科疾病的方法,尤其是外治法对后世的前列腺病外治有深远的影响。

2. 隋唐时期　巢元方《诸病源候论·淋病诸候》阐述了肾与膀胱在淋证发病中的关系,以及肾虚导致遗精的机制,如:“诸淋者,由肾虚而膀胱热故也,肾虚则小便数,膀胱热则水下涩。数而且涩,则淋沥不宣,故谓之淋”。又云:“肾虚为邪所乘,邪客于阴,则梦交接,肾藏精,今肾虚不能制精,因梦感动而泄也。”

孙思邈《千金方·淋闭》曰:“热结中焦,则为坚,下焦则为溺血,令人淋闭不通。此多是虚损人服大散,下焦客热所为。”指出正气不足之人服用辛散之剂后易致小便不利及尿血。并记载了中医的导尿术,“胞囊者,肾膀胱候也,贮津液并尿,若脏中热病者,胞涩,小便不通,为胞屈僻,津液不通,以葱叶除尖头,内阴茎孔中深三寸,微用口吹之,胞胀,津液大通,便愈”。并载有治淋方53首,治遗精方14首,治尿闭方13首,如“虚劳白浊,榆白皮二升,水二斗煮取五升,分五服。”又如“二便关格,用皂荚烧研,粥饮下三钱,立通”。

巢元方指出淋证的病位在肾与膀胱,肾虚精关不固可致遗精。孙思邈记载了众多治疗小便不利的方剂,现今仍常用于治疗前列腺疾病;更首次记载了导尿法治疗小便闭塞之危证。暂且不论葱管导尿之可行性,在科技尚不发达之时,能就地取材导尿,实属难能可贵。

3. 宋元时期　宋元时期名家辈出，学术流派呈百家争鸣之势，新论涌现，对小便异常的研究更加深入。刘完素《河间六书·小便泻浊》云："小便浑浊，天气热则水浑浊，寒则清洁，水体清而火体寒故也。"又云："思想无穷，所愿不得，意淫于外，入房太甚，筋纵发为筋痿。及为白淫太过者，白物为淫随溲而下，故为劳溺。秘真丸主之。"说明小便的清浊同寒热有关；房劳可致阳痿及尿浊，这与精浊病患者常因性生活过度引起小便滴白、阳痿是一致的。

李杲在《东垣十书》中进一步指出了小便不利的上、下焦之分及其治法，"如渴而小便不利者，是热在上焦肺之分，故渴而小便不利也。以茯苓、泽泻、琥珀、灯心草、通草、车前子、木通、瞿麦、萹蓄之类，以清肺之气，泄其火，资水之上源也。如不渴而小便不通者，热在下焦血分，故不渴而大燥，小便不通也。热在下焦，填塞不便，须用感北方寒水之化，气味俱阴之药以除其热，泄其闭塞"。

朱丹溪在《丹溪心法·小便不通》中云："小便不通，有气虚、血虚、有痰、风闭、实热。气虚用参、芪、升麻等。先服后吐。或参、芪药中探吐之。血虚，四物汤。先服后吐，或芎归汤中探吐亦可。痰多，二陈汤。先服后吐。以上皆用探吐。若痰气闭塞，二陈汤加木通、香附探吐之。以提其气，气升则水自降下。盖气承载其水也"。《丹溪心法·赤白浊》云：胃中浊气下流，为赤白浊。用二陈加柴胡、升麻、苍术、白术。丸药用樗皮末、蛤粉(炒)、干姜(炒)、黄柏"。《丹溪心法·淋》云："大凡小肠有气，则小便胀。小肠有血则小便涩。小肠有热则小便痛。痛者为血淋。不痛者为尿血。执剂之法，并用流行滞气，疏利小便，清解邪热。其于调平心火，又三者之纲领焉。心清则小便自利，心平则血不妄行。"可知小便不利和赤白浊的成因及探吐法的具体运用，并认识到小肠的病理变化与小便的关系。

罗天益《卫生宝鉴·第十七卷·胞门》云："海金砂散治小便淋沥，及下焦湿热，气不施化，或五种淋疾，癃闭不通。木通、海金砂、滑石、通草、瞿麦穗各半两，杏仁去皮尖炒一两，右六味为末，每服五钱。水一斛半，灯草二十茎，煎至七分，去梗温服食前"。而由王怀隐等编写的《太平圣惠方》载有治疗小便难及小便不通方剂 26 首，治尿血方

13 首，如治“小便不通。脐间窘急。三焦积热气不宣通。宜服海蛤圆(通丸)方。海蛤二两研细末，木通半两、葵子一两、滑石二两、蒲黄一两、车前子一两、赤茯苓半两，右件药，罗为末。炼蜜和三二百杵。圆如梧桐子大。每于食前。以葱白汤下二十圆”。又“治小便赤色，涩痛。茅根饮子方。白茅根二两、赤茯苓一两、人参一两去芦头、生干地黄二两、木通二两、葵子一两。右件药，细研和匀。每服半两。以水一大盏。煎至五分。去滓。每于食前温服”。书中还载有治淋证的许多单验方，如：“血淋苦痛，乱发热存性二钱，入麝香少许，用米饮服之”，以及“小便热淋，马齿苋汁服之”等，不一而足。

4. 明清时期 随着社会、文化、科技的发展，以及对前贤学术的继承，明清时代名医辈出，新法新方大量涌现。如戴思恭在《证治要诀·淋》中具体指出了小便不利的虚实证治方药，如“有小便艰涩如淋，不痛而痒者，此亦属虚，宜八味丸、生料鹿茸丸之类”，若因“思虑用心过度，致淋，辰砂妙香散、吞威喜丸。有小便如常，停久才方淀浊，有小便出，即如泔，若小儿疳病者，并宜分清饮加白茯苓半钱。遗沥比之遗精稍少，小便有数点稠黏，茎头微痛，或小便已停止时，方有一二滴沾混。若小便常急，偏数虽多，而所出常少，放了复急，不涩痛，却非淋证”。

楼英认为治疗小便不利应独取三焦穴，《医学纲目·不利》云：“膀胱藏水，三焦出水，治小便不利，故刺灸法，但取三焦穴，不取膀胱也。”

李中梓《医宗必读·小便癃闭》云：“闭癃之病，内经分肝与督脉，三焦与膀胱四经。更有瘀血而小便不利者，牛膝、桃仁为要药。”且描述了浊的症状与病因，《医宗必读·赤白浊》云：“愚按经文及细考前哲诸论，而知浊病即精病，非溺渍也。故患浊者，茎中如刀割火灼，而溺自清，唯窍端时有秽物，如疮之脓，如目之眵，淋漓不断，与便溺绝不相混，大抵由精败而腐者十之六七，由湿热流注与虚者十之二三。总之心动于欲，肾伤于色，或强忍房事，或多服淫方，败精流溢。”

李健斋在《医学入门·五淋》中提出了冷淋的证治：“冷淋，必先寒而后溲便涩数，窍中肿痛，生附散、二术散”。他治疗赤白浊，认为

“肥人多湿痰，二陈汤加苍术、白术。瘦人多湿火，加味逍遥散”。这为后人探索体质与前列腺病的关系开了先河。

王肯堂在《证治准绳・淋》曰：“淋病必由热甚生湿，湿生则水液浑，凝结而为淋。不独此也，更有人服金石药者，入房太甚，败精流入胞中，及饮食痰积渗入者，则皆成淋。”

赵献可治疗小便不利，强调顾护正气。《医贯・小便不通并不禁论》中说：“丹溪治一老人，患小便不利，因服分利之药太过，遂致塞，点滴不出。予以其胃气下陷，用补中益气汤，一服而通。因先多用利药。损其肾气，遂致通后遗尿，一夜不止，急补其肾，然后已。凡医之治是证者，未有不用泄利之剂，谁能固其肾气之虚哉？予特表之为世戒。”

张介宾在《景岳全书・三十四卷》曰：“凡癃闭之证，其因有四，最当辨其虚实。有因火邪结聚小肠膀胱者，此以水泉干涸，而气门热闭不通也。有因热居肝肾者，则或以败精，或以槁血，阻塞水道而不通也。若此者，本非无水之证，不过壅闭而然，病因有余，可清可利，或用法以通之，是皆癃闭之轻证也。惟是气闭之证，则尤为危候。此治实者无难，而治虚者必得其化。”《景岳全书・二十 卷・淋浊》中阐明了白浊与湿热的关系和过用清利能使淋证由实转虚的原理。“白浊证，有浊在溺者，其色白如泔浆，凡肥甘酒醴，辛热炙之物，用之过当，皆能致浊，此湿热之由内生者也。又有炎热湿蒸，主客时令之气，侵及脏腑，亦能致浊，此湿热之由外入者也。然自外而入者少，自内而生者多。总之必有热证热脉，方是火证，清去其火，则浊无不愈也。淋之初病，则无不由乎热剧，无容辨矣。但有久服寒凉而不愈者，又有淋久不止，以及痛涩皆去，而膏液不已，淋如白浊者，此惟中气下陷，以及命门不固之证也。”又说“有浊在精者，必由相火妄动，淫欲逆精，以致精离其位，不能闭藏，则源流相继，淫溢而下，移热膀胱，则溺孔涩痛，清浊并至，此皆白浊之因热症也”。

程文囿在《程杏轩医案》曰：“淋自膀胱，出于溺窍。或膏或血，与尿并出，出则无余；浊为败精，出自精窍，内虽大痛而尿自清，或在尿前、或在尿后，便后尚有余滴而沥，马口常湿，以此分别”；而徐时进在

《医学门径》一书中描述该病"浊者，白黏如精状，从茎中流出，不痛不涩，占下衣有迹者是也。精浊者，茎中似刀割火灼，而溺自清，与便溺绝不相混"。

陈士铎在《石室秘录·小便不通》中创妙方治疗尿闭。他说："小便不通，乃膀胱之气化不行，治膀胱之经而已矣。然而治法，全不在治膀胱也。方用人参、莲子、茯苓、车前子、王不留行各三钱，白果二十个、甘草一钱、肉桂三分，水煎服，一剂即如注。此方之奇妙，全在用人参。其次则用肉桂三分，盖膀胱必得气化而始出。气化者何？心包络之气也。膀胱必得心包络之气下行，而水路始能出。尤妙用白果二十个，人多不识此意，白果通任督之脉，又走膀胱，引参、桂之气，直奔于膀胱之中，而车前、王不留行，尽是泄走之物，各随之趋出于阴器之口，此腑治之妙法也"。

尤在泾在《金匮翼·诸淋》中探讨了病程与诸淋的关系："初则热淋、血淋、久则煎熬水液，稠浊如膏如沙如石也。散热利小便，只能治热淋、血淋而已。其膏沙石淋，必须开郁行气，破血滋阴方可"。

程仲龄在《医学心悟·赤白浊》曰："浊之因有两种：一由肾虚败精流注，一由湿热渗入膀胱。肾气虚，补肾之中，必兼利水，盖肾经有二窍，溺窍开则精窍闭也。湿热者，导湿之中必兼理脾，盖土旺则能胜湿，且土坚凝则水自澄清也，补肾，菟丝子丸主之；导湿，萆薢分清饮主之"。

戴思恭对症状的描述十分准确，"小便有数点稠黏，茎头微痛，或小便已停止时，方有一二滴沾混"及"小便常急，偏数虽多，而所出常少，放了复急"。这两组症状分别类似于慢性前列腺炎及前列腺增生症有代表性的表现。而楼英、李中梓和陈士铎分别总结了各自的治疗心得，楼氏治小便不利独取三焦穴；李氏治因瘀血而小便闭者，以牛膝、桃仁为主药；陈氏妙用肉桂和白果，这些经验之谈，至今仍适用于治疗前列腺疾病。再是李健斋的冷淋证治为今天治疗寒冷刺激引发的前列腺炎提供了理论依据。事实证明，乱用性兴奋剂或性补品是前列腺炎发病的重要因素之一。而明代王肯堂明确指出，过用金石壮阳之品是造成小便淋沥疼痛的原因。更可贵的是，他能指出"浊病在精道”，所谓精道泛指生殖系统，小便前后有白黏或白稀状物滴出是生殖系统有病，与前列腺病变特征一致。赵献可认为清利太过易伤及肾脏，应重视祛邪而不伤正，这在慢性前列腺炎的治疗原则上尤有重要意义。张景岳提出小便不通应首辨虚实。从临床实际来看，治疗前列腺病引起的尿闭急症确应首辨虚实，只有虚实明辨，才能治病求本，否则会适得其反。程氏对淋与浊的症状做了较精确的描述，而徐氏称其为“精浊”以别于其他疾病。尤在泾提出的病程长短与诸淋的关系，至今仍有指导意义，如前列腺炎在急性期多有热淋、血淋的临床表现，而慢性期多有膏淋、劳淋的临床表现。程仲龄将赤白浊的成因归纳为肾虚与湿热，并确定了立法遣方原则，影响深远。

二、病因病机与治疗

1. 热淋病因病机

(1)素日多食肥甘厚味，辛辣炙煿之品，或过量饮酒，湿热内生，蕴于精室。

(2)外感六淫湿热火毒，移于下焦，蕴于精室。

(3)房事不洁，湿热毒邪从溺窍侵入，蕴于精室。

(4)患疖肿、血淋、子痈等病，治疗不当，余毒未消，湿热毒邪移于下焦，蕴于精室。

以上各种原因导致热蕴于精室，以致经络阻塞，气血瘀滞而发病。

2. 精浊病因病机　慢性前列腺炎的病因病机纷繁错杂，总的来说，有以下几点。

(1)湿热之邪下注或湿热循经上行，侵犯精室，蕴结于下焦，而致膀胱气化不利。

(2)性交过频或手淫过度，肾阴耗损，阴虚火旺，相火亢盛，或所愿不遂，精未外泄，或同房手淫忍精不泄或性交中止，肾火郁而不散，内蕴精室，而致本症。

(3)过度饮酒或过食辛辣，损伤脾胃，运化失司，水湿潴留，郁而化热，湿热内生，流注于下，热扰精室而致本症。

(4)肾气不足。禀赋不足或素体虚弱，房劳伤肾，阴损及阳，肾气不足而致封藏失职发为本症。

(5)气滞血瘀。湿热长期不清，相火久遏不泄，病久入络，则精道精室气血瘀滞，败精瘀浊伴湿热阻于精室。

总之，正虚为本，湿热、瘀血、败精瘀浊内蕴为标，久病入络，精室脉络瘀阻，败精瘀浊与湿热之邪互结，贯穿于整个病变过程，形成本虚标实、虚实挟杂的病理特点。

第2章

前列腺炎的西医治疗

男性生殖系统非特异性感染是一类具有相似临床表现的疾病，以受到需氧的革兰阴性杆菌侵害为主，少数因革兰阳性球菌及专性厌氧菌等病原微生物感染致病，而且近年来随着西医理论研究和检测水平的进步，也显示其发病与衣原体等其他病原微生物有关。见表 2-1。

表 2-1　男性生殖系统非特异性感染的主要病原微生物

病原微生物	革兰阴性杆菌	大肠埃希菌 肺炎克雷伯杆菌 变形杆菌属 假单胞菌 沙雷菌属 摩根菌属
	革兰阳性球菌	粪肠球菌 表皮葡萄球菌 金黄色葡萄球菌
	其他病原微生物	沙眼衣原体 解脲支原体 真菌 病毒 厌氧菌(脆弱拟杆菌) 阴道滴虫

前列腺炎是男性生殖系统非特异性感染中发病率最高的一种疾病，多发于青壮年。根据临床发病时间的长短，病势的急缓及全身症状的有无等，可以分为急性和慢性两大类；在慢性前列腺炎一类中，其病原菌不易查明，以非细菌性多见，且病因和病理尚不甚清楚。1978 年 Drach 制定的前列腺综合征和下部泌尿系感染的局限诊断法（分割采取法）就是根据前列腺液中的白细胞和细菌的定量检查结果，分为四类：①急性细菌性前列腺炎；②慢性细菌性前列腺炎；③慢性非细菌性前列腺炎；④前列腺痛。表 2-2 分类方法被广泛应用。

表 2-2 Drach 制定的分割采取法

	前列腺液	
	检出菌	白细胞
急性细菌性前列腺炎（ABP）	＋（革兰阴性杆菌）	＋（多核白细胞）
慢性细菌性前列腺炎（CBP）	＋（革兰阴性杆菌）（肠球菌）	＋（多核白细胞）（巨噬细胞）
非细菌性前列腺炎（NBP）	－	＋
前列腺痛（prostatodynia）	－	－

分段尿及前列腺按摩液诊断细菌性前列腺炎法（Meares 和 Stamey 法/分割采取法）如下。

（1）收集尿前嘱患者多饮水。

（2）用试管直接采集最初排出的尿液 10ml：VB_1，即尿道尿。

（3）排尿 200ml 后用试管采集尿液：VB_2，即膀胱尿。

（4）经直肠行前列腺按摩，取前列腺液：EPS。

（5）按摩后，同 VB_1 一样让患者排尿采集尿液 10ml：VB_3，含有前列腺液的尿。

注意事项：①需充盈膀胱；②禁欲5d后进行检查(前列腺液充分潴留；性交后2d、3d前列腺分泌物中的白细胞升高)；③膀胱尿液为无菌最好；④EPS和VB_3中的细菌阳性，且细菌数比VB_1多10倍以上才有意义。

除上述主流分类方法外，还有Nickel提出的新的分类法，见表2-3。

表2-3 NIH提出的前列腺炎的分类和定义

NIH分类	定义	
Ⅰ期	急性细菌性前列腺炎	前列腺急性感染
Ⅱ期	慢性细菌性前列腺炎	前列腺反复感染
Ⅲ期	慢性非细菌性前列腺炎/CPPS	无感染依据
	ⅢA：炎性CPPS	精液/EPS/VB_3有白细胞
	ⅢB：非炎性CPPS	精液/EPS/VB_3无白细胞
Ⅳ期	无症状性前列腺炎	无主观症状，在前列腺活检时证实有炎症或者EPS/精液时发现有白细胞

第一节　急性细菌性前列腺炎

急性细菌性前列腺炎是青壮年男性的多发病、常见病，可由尿道炎、膀胱炎等疾病引起，病原体侵犯腺体后，引起腺体急性充血、肿胀、化脓等改变，处理不当或不及时还可继发败血症、肾盂肾炎、附睾炎和前列腺脓肿等。本病属中医学之“淋证”或“淋浊”范畴，治疗不当，形成脓肿则称为“悬痈”“穿裆发”。

一、临床特征

突然发热寒战，会阴、小腹甚至腰背部疼痛，所有病例均并发膀胱炎和后尿道炎，出现尿频、尿急、尿道灼痛、终末血尿及排尿困难等症状，有时发生尿潴留。夜尿频多，全身不适并有关节痛和肌肉痛。除排尿异常表现外其他症状并非全都出现，有的早期只有发热、尿道灼感而被误诊为感冒。

典型病例为发病急骤，可出现 38℃以上发热、寒战及全身疲惫感伴尿频、尿急、尿道灼痛及排尿困难等。直肠指检：可扪及肿大的前列腺，触痛明显，发热，整个或部分腺体坚韧不规则，形成脓肿时有波动感（忌做前列腺按摩，以防感染扩散），前列腺液明显不正常，为稠厚脓性分泌物。

二、病因和发病机制

引起急性细菌性前列腺炎的生物体多是常见于尿道感染的病原体，包括革兰阴性肠无芽孢杆菌、铜绿假单胞菌，还有革兰阳性葡萄球菌。偶尔其他微生物如沙门菌属也可引起急性前列腺炎。已有神经源性膀胱功能障碍、膀胱结石、前列腺增生症、前列腺结石、糖尿病等原发病，或者已行膀胱镜、导尿管操作、前列腺活检，痔内注射药物也可成为其诱发因素，疲劳、感冒、饮酒过量、性欲过度、会阴损伤等情况下，由于机体抵抗力低下，毒力较强的细菌或其他病原体感染前列腺并迅速大量生长繁殖而引起，综上所述，急性细菌性前列腺炎多为血行感染、经尿道逆行感染。

急性前列腺炎的病理过程通常有以下 3 个阶段。

（1）充血期：炎症主要侵及后尿道、前列腺管及其周围组织，表现为轻度充血、水肿，腺泡及其周围间质有炎性细胞浸润，有成片分叶核粒细胞，腺管上皮细胞时有增生及脱屑。

（2）小泡期：炎症继续发展，病变组织充血、水肿加重，整个腺体加大，前列腺小管和腺泡膨胀甚至形成许多小的脓肿，有大量的淋巴和多核细胞浸润。

（3）实质期：微小脓肿可逐渐扩大，侵入更多的实质及其周围基质，腺泡坏死破裂，形成多个小脓肿，逐渐融合或增大而形成前列腺脓肿。

三、诊断方法

1. 体格检查

(1)根据症状体征诊断：急性前列腺炎由于其临床表现明显和典型，易做出初步诊断。体检时发现耻骨上压痛、不适感，有尿潴留患者可触及耻骨上膨隆的膀胱。

(2)常规直肠指检但禁忌前列腺按摩：可触到有热感、肿大压痛、整个或部分腺体坚韧不规则的前列腺。由于急性期行前列腺按摩可诱发菌血症，所以急性前列腺炎禁止按摩。

2. 实验室检查

(1)前列腺液分析和尿液检查：EPS 常规检查：EPS 常规检查通常采用湿涂片法和血细胞计数板法镜检，后者具有更好的准确度。正常的 EPS 中白细胞＜10 个/HP，卵磷脂小体均匀分布于整个视野，pH 6.3～6.5，红细胞和上皮细胞不存在或偶见。

就诊者前列腺液理论分析应有大量白细胞或脓细胞及含脂肪的巨噬细胞，培养有大量细菌生长。由于禁止采集 EPS，一般情况下无法进行前列腺液的检验，可用尿液(中段尿)的染色镜检、细菌培养与药敏试验替代。尿常规检查结果中出现脓尿(≥10WBCs/HPF 或≥20WBCs/mm^3)或细菌尿(≥10^4CFU/ml)。

(2)血常规检查：血常规：白细胞＞1×10^9/L，中性粒细胞比例＞70%，可出现核左移，甚至出现幼稚细胞。

(3)经直肠前列腺彩超：经 36h 规范处理，患者病情未改善者，建议进行经直肠 B 超等检查，全面评估下尿路病变，明确有无前列腺脓肿。糖尿病患者多引起前列腺脓肿。

四、鉴别诊断

1. 急性膀胱炎　虽以尿频、尿急、尿痛、小腹胀痛甚至血尿为主症，伴恶寒发热，全身疼痛等为主要症状，但无会阴疼痛，前列腺不肿大，无压痛；小便常规有大量白细胞，甚至有脓细胞；泌尿系 B 超可供鉴别。

2. *慢性前列腺炎*　以小腹、会阴、睾丸、腰骶等部位胀痛不适，病程超过 3 个月为主症，可有轻微尿频、尿痛、尿道灼热，可有尿道口白色分泌物溢出；肛门指检前列腺不大或稍大，轻压痛；前列腺液常规检查：卵磷脂小体减少，白细胞或大于 10 个/HP。

五、治　疗

1. *治疗原则*　主要是广谱抗生素、对症治疗和支持治疗。伴尿潴留、前列腺脓肿者应及时采取相应治疗。

2. *治疗方法*

(1)急性细菌性前列腺炎的抗生素治疗是必要而紧迫的。一旦得到临床诊断立即使用抗生素治疗，治疗前留取血尿标本进行细菌培养，待培养结果明确后，选用敏感抗生素治疗。推荐开始时经静脉应用抗生素，如广谱青霉素、三代头孢菌素、氨基糖苷类或氟喹诺酮等。待患者的发热等症状改善后，推荐使用口服药物(如氟喹诺酮)，疗程至少 4 周。症状较轻者也应使用抗生素 2～4 周。

(2)伴有脱水的重症病例应入院给予输液。

(3)急性细菌性前列腺炎伴有尿潴留。可采用耻骨上膀胱穿刺造口引流尿液或者采用细管导尿，但留置导尿管时间不宜超过 12h，因患者耐受性差，易产生其他并发症，如尿道炎、急性附睾炎等。

(4)伴脓肿形成者可采取经直肠超声引导下细针穿刺引流、经尿道切开前列腺脓肿引流或经会阴穿刺引流。

3. *疗效判断参考*

(1)治愈：症状消失，局部肿胀消退，无触痛，连续 3 次以上前列腺液检查均为正常者。

(2)有效：症状改善，但前列腺液常规检查仍达不到正常标准。

(3)无效：治疗后，症状体征仍无改善者。

第二节　慢性细菌性前列腺炎

一、临床特征

慢性细菌性前列腺炎是细菌感染性前列腺炎的又一类型，以男性的复发性难以治愈性尿路感染为主要原因的疾病，在前列腺炎综合征中所占的比例不高。尽管本病可由急性细菌性前列腺炎治疗不彻底发展而来，但多数慢性前列腺炎患者并没有急性细菌性前列腺炎病史。见反复发作的下尿路感染症状，持续时间超过 3 个月，EPS/精液/VB_3中白细胞数量升高，细菌培养结果阳性。

与急性细菌性前列腺炎相比炎症反应较轻，也可由其迁延而来。慢性细菌性前列腺炎的临床表现差异较大，多数患者先前无急性前列腺炎病史，有些患者仅因偶尔发现无症状菌尿而诊断。大多数有不同程度的排尿刺激症状：尿痛、尿急、尿频、夜尿多，有些患者尿末流出白色黏液，会阴、肛周、耻骨上、下腹部、腹股沟、阴囊、大腿内侧及睾丸、尿道内有不适感或疼痛。偶有射精后疼痛、血精、早泄和阳痿。

二、病因和发病机制

慢性细菌性前列腺炎的致病因素主要为病原体感染，其致病菌多与急性细菌性前列腺炎相同。但可有杆菌与球菌的混合感染，或特异性感染与非特异性感染并存的情况。感染途径有 3 种：①身体其他部位感染灶的血行播散，一般认为 95％的细菌性前列腺炎有牙齿、扁桃体等原发感染病灶；②尿路感染的直接蔓延，可以继发于尿道炎、膀胱炎、肾盂肾炎；③肠道感染、尿道器械检查、痔手术等的淋巴扩散。此外，前列腺结石可成为细菌持续存在和尿路复发感染的病源。凡经常饮酒、性交中断、会阴损伤等因素，都可造成前列腺充血，为细菌的入侵和繁殖创造条件。尿道狭窄、前列腺增生等也是前列腺感染的诱发因素。

慢性细菌性前列腺炎的组织学表现是非特异性的，其炎症反应常较急性细菌性前列腺炎局限和不明显。较突出的是腺泡内及周围有不同程度的浆细胞和巨噬细胞浸润，以及区域性淋巴细胞聚集。受累前列腺质地变硬，而有纤维化现象；纤维变性重者，腺体可萎缩，且可延及后尿道，使膀胱颈纤维化。部分患者因腺管被脓性分泌物及脱落的上皮细胞阻塞，引流不畅，小泡扩张，肛门指检可触及肿大而呈现柔软感的腺体。

三、诊　断

1. 详细询问病史，尤其是反复出现的尿频、尿痛等下尿道感染表现。

2. 全面体格检查。直肠指检是最常用也是最主要的体格检查，触诊时可了解前列腺大小、质地、有无结节、有无压痛及其范围与程度，盆底肌肉的紧张程度、盆壁有无压痛。慢性有菌性前列腺炎无急性炎症的热感，所有病例均有不同程度的压痛；此外还应检查患者是否存在包皮过长、包茎的情况。由于包皮过长和包茎导致清洗不彻底，包皮垢存积，细菌滋生，容易导致逆行反复感染，久治不愈。

3. 前列腺液和尿液常规检查。本病依据 Meares 和 Stamey 法采集尿液及前列腺液。显微镜检前列腺按摩液见有大量白细胞和含有脂肪的巨噬细胞，但这在非细菌性前列腺炎的前列腺液中同样可见，因此它不足以作为慢性细菌性前列腺炎的诊断依据。当前列腺液中证实有有意义的白细胞和病原菌即可诊断。特别是有反复发作的复发性尿路感染的既往史。慢性期不一定有症状，如证实 EPS 有白细胞和细菌即可诊断为本病。

可以采取“两杯法”或“四杯法”进行病原体定位试验。

EPS 或前列腺按摩后尿液（VB_3）中的白细胞增加（≥10WBCs/HP），能培养分理出一般细菌。对于由分段采尿法收集的初始尿（VB_1）或中段尿（VB_2）和 EPS（或 VB_3）进行细菌定量培养，菌种确定。如果 EPS（或 VB_3）中的菌落数是 VB_1、VB_2 的 10 倍以上并且≥10^3 cFu/ml，可认为分离出存在于 EPS 中的细菌为病原菌。

分离的菌种如为粪肠球菌以外的革兰阳性菌时，考虑可能是尿道常驻菌，仅在 EPS（或 VB_3）中的菌落数在 10^4 CFU/ml 时可认为是病原菌（表 2-4）。决定是否行抗菌药物治疗时，即使不符合标准定量的表现，若确认出 EPS 与 VB_3 中最多的菌落数，可认为是前列腺炎的病原菌。

表 2-4　慢性细菌性前列腺炎患者行抗菌药物治疗诊断标准

症状	尿频，会阴部疼痛、不适感，小腹部疼痛、不适感，排尿困难等
白细胞	EPS 和 VB_3 中的白细胞数≥10 WBC/HP 或≥20 WBC/mm^3
细菌	EPS 和 VB_3 中的细菌数≥10^3 cFu/ml，但若仅为革兰阳性球菌时应≥10^4 CFU/ml

慢性细菌性前列腺炎患者前列腺液的 pH 与正常成人（pH 6.66～6.77）相比偏碱性，前列腺抗细菌因子（PAF）及有关的 Zn^{2+} 减少等几个特征，有时可作为诊断参考指标，见表 2-5。本病的发病及难治性与生物膜的形成有关。

表 2-5　慢性细菌性前列腺炎患者前列腺液诊断参考指标

增加	减少
①pH	①相对密度
②LDH-5/LDH-1≥2	②前列腺抗细菌因子（PAF）
③IgA，IgG，IgM	③阳离子（Zn^{2+}，Mg^{2+}，Ca^{2+}）
④补体 C_3	④枸橼酸
⑤铁传递蛋白	⑤精胺
	⑥胆固醇
	⑦酶（酸性磷酸酶酯、溶菌酶）

四、鉴别诊断

1. 慢性非细菌性前列腺炎　患者主诉与慢性细菌性前列腺炎

非常相似，但查实无反复尿路感染迹象。前列腺中不存在致病菌。

2. 尿道炎　单纯尿道炎患者炎性分泌物中不出现充满脂肪滴的巨噬细胞。男性下尿路定位培养主要致病菌源不出现在前列腺标本(VB_3)。

3. 尿道狭窄　尿流图提示最大尿流率和平均尿流率均明显受损。尿道探子可以探及狭窄部位及程度，排泄性尿道膀胱造影可提示尿道狭窄。

五、治　疗

1. 治疗原则　临床可根据前列腺液培养结果选择适合的抗生素，防止二重感染。本病病程较长，病情复杂，宜中西医结合治疗，如配合中药内服、中药保留灌肠、坐浴、理疗等。由于本病难以速愈，患者精神负担较重，因此，在中医辨证治疗时，宜适当加入疏肝解郁之品，多种方法结合方能取得满意疗效。

2. 治疗方法　主要为中、长程抗生素治疗及低剂量抗生素维持疗法。选择与致病菌相关的高敏抗菌药，并且符合慢性细菌性前列腺炎患者特有的药物动力学要求至关重要。可以选择以下治疗方案。

最常用的药物是抗生素、α 受体阻滞药、植物制剂，其他药物对缓解症状也有不同程度的疗效。

(1)抗生素：目前，在治疗前列腺炎的临床实践中，最常用的一线药物是抗生素，但是只有约 5%的慢性前列腺炎患者有明确的细菌感染。

根据细菌培养结果和药物穿透前列腺的能力选择抗生素。药物穿透前列腺的能力取决于其离子化程度、脂溶性、蛋白结合率、相对分子质量及分子结构等。可供选择的抗生素有氟喹诺酮类(如环丙沙星、左氧氟沙星、洛美沙星和莫西沙星)，大环内酯类(阿奇霉素和克拉霉素等)，四环素类(如米诺环素等)和磺胺类(复方磺胺甲噁唑)等药物。

前列腺炎确诊后抗生素的疗程为 4～6 周，期间应对患者进行阶段性的疗效评价。疗效不甚满意者，可改用其他敏感抗生素。

(2)α受体阻滞药：α受体阻滞药能松弛前列腺和膀胱等部位的平滑肌而改善下尿路症状和疼痛，因而成为治疗慢性细菌性前列腺炎的基本药物。

推荐使用的α受体阻滞药主要有多沙唑嗪、萘哌地尔、坦索罗辛、特拉唑嗪和赛洛多辛等，对照结果显示上述药物对患者的排尿症状、疼痛及生活质量指数等有不同程度的改善。可根据患者的情况选择不同的α受体阻滞药，如萘哌地尔对改善勃起功能有益。在治疗中应该注意该类药物导致的眩晕和直立性低血压等不良反应。

研究显示α受体阻滞药对未治疗过或者新诊断的前列腺炎患者的疗效优于慢性、难治性患者，较长程(12～24周)的治疗效果可能优于较短程治疗，治疗疗程至少应在12周以上。

(3)植物制剂：主要指花粉类制剂与植物提取物，其药理作用较为广泛，如非特异性抗感染、抗水肿、促进膀胱逼尿肌收缩与尿道平滑肌松弛等作用。由于可选用的品种较多，其用法用量需根据患者的具体病情而定，通常疗程以月为单位，不良反应较小。可以选择的药物主要有普适泰、沙巴棕及其浸膏等。

(4)M受体阻滞药：适用于伴有膀胱过度活动症表现如尿急、尿频和夜尿但无尿路梗阻的前列腺炎患者。

(5)抗抑郁药及抗焦虑药：对合并抑郁、焦虑等心境障碍的慢性前列腺炎患者，在治疗前列腺炎的同时，可选择使用抗抑郁药及抗焦虑药治疗。可以改善患者的心理障碍症状，还可缓解排尿异常与疼痛等躯体症状。应用时应注意仔细阅读药物说明书，可供选择的药物如三环类抗抑郁药、选择性5-羟色胺再摄取抑制药和苯二氮䓬类等药物。

3. *其他治疗方法* 经尿道膀胱颈切开术、经尿道前列腺切除术等手术对慢性细菌性前列腺炎很难起到治疗作用，仅在合并前列腺相关疾病有手术适应证时选择上述手术，如难以控制的慢性细菌性前列腺炎和反复感染的前列腺结石。

六、预防与调护

1. 加强身体锻炼，保持心情舒畅，注意劳逸结合，增强机体的抵抗力。

2. 积极治疗前列腺邻近组织器官及身体其他部位的炎症，防止感染波及前列腺。重视尿路感染的治疗，一般在症状消除后应服用维持量抗生素 30d 为宜。

3. 注意性卫生，限制性活动通常有助于控制症状并消除菌尿，性生活以 7～10d 1 次为宜；房事时应使用避孕套，防止病原体进入女方生殖道。

4. 前列腺按摩时，用力不宜过大，每次按摩时间不宜过长，每周按摩 1 次。急性前列腺炎时不宜进行前列腺按摩。

第三节　慢性非细菌性前列腺炎和前列腺痛

慢性非细菌性前列腺炎(CNP)，又称慢性前列腺炎或无菌性前列腺炎，是一种原因不明的炎症病变。患病人数为细菌性前列腺炎的 8 倍。临床表现各有不同，主诉以尿频、尿急、夜尿多、尿痛等为主要症状，常伴骨盆区、耻骨上或会阴生殖区疼痛或不适。有时出现射精后痛和不适。

前列腺痛(PD)，也称盆腔会阴痛，典型前列腺痛的患者可能有前列腺炎的症状但无尿路感染的病史，前列腺液培养无细菌生长，且其中无大量炎症细胞，主要见于 20～45 岁的男性。主要症状是与排尿无关的，会阴、阴茎、耻骨上、阴囊或尿道等部位的“盆腔”痛。有些患者间歇性出现尿急、尿频、夜尿多和排尿困难。还有许多患者主诉有不同程度的梗阻性排尿障碍，如尿无力、尿线细、排尿中断等。

1995 年美国国立卫生研究院(National Institutes of Health，NIH)根据当时对前列腺炎的基础和临床研究情况，制定了一种新的分类方法。将慢性前列腺炎和慢性骨盆疼痛综合征归为Ⅲ型前列腺炎相当于传统分类方法中的 CNP 和 PD，是前列腺炎中最常见的类型，约占慢性前列腺炎的90%以上；且根据临床诊疗经验，慢性无菌性前列腺炎和前列腺痛的症状和体征都是混合出现，很难做出界定，故本书合为一类阐述。体现了将慢性前列腺炎（Ⅲ型）作为临床综合征的新认识，故此型也称为慢性骨盆疼痛综合征（CPPS），主要表现为长期、反复的骨盆区域疼痛或不适，持续时间超过3个月，可伴有不同程度的排尿症状和性功能障碍，严重影响患者的生活质量；EPS/精液/VB_3细菌培养结果阴性。

根据EPS/精液/VB_3常规显微镜检结果，该型又可再分为$Ⅲ_A$（炎症性CPPS）和$Ⅲ_B$（非炎症性CPPS）2种亚型。

$Ⅲ_A$患者的EPS/精液/VB_3中白细胞数量升高。

$Ⅲ_B$患者的EPS/精液/VB_3中白细胞数量在正常范围内。

Ⅲ型前列腺炎的发病机制、病理生理学改变还不十分清楚，目前认为，其可能是在病原体或某些非感染因素下，患者出现以骨盆区域疼痛或不适、排尿异常等症状为一致特征，具有各自独特病因、临床特点和结局的一组疾病。

一、病因和发病机制

发病机制未明，病因学十分复杂，存在广泛争议：可能是由一个始动因素引起的，也可能一开始便是多因素的，其中一种或几种起关键作用并相互影响；也可能是许多难以鉴别的不同疾病，但具有相同或相似的临床表现；甚至这些疾病已经痊愈，而它所造成的损害与病理改变仍然持续独立起作用。多数学者认为其主要病因可能是病原体感染、炎症和异常的盆底神经肌肉活动和免疫、心理、神经内分泌异常等共同作用结果。

1. *病原体感染*　本型患者虽然常规细菌检查未能分离出病原体，但可能仍然与某些特殊病原体，如厌氧菌、L形变形菌、纳米细菌或沙眼衣原体、支原体等感染有关。有研究表明，本型患者局部原核生物DNA检出率可高达77%；临床某些以慢性炎症为主、反复发作或加重的“无菌性”前列腺炎，可能与这些病原体有关。其他病原体如寄生虫、真菌、病毒、滴虫、结核分枝杆菌等也可能是该型的重要致病因素，但缺乏可靠证据，至今尚无统一意见。

2. 排尿功能障碍　某些因素引起尿道括约肌过度收缩，导致膀胱出口梗阻与残余尿形成，造成尿液反流入前列腺，不仅可将病原体带入前列腺，也可直接刺激前列腺，诱发无菌的“化学性前列腺炎”，引起排尿异常和骨盆区域疼痛等。

许多前列腺炎患者存在多种尿动力学改变，如尿流率降低、功能性尿路梗阻、逼尿肌-尿道括约肌协同失调等。这些功能异常也许只是一种临床现象，其本能可能与潜在的各种致病因素有关。

3. 精神心理因素　研究表明，经久不愈的前列腺炎患者中 50% 以上存在明显的精神心理因素和人格特征改变，如焦虑、压抑、疑病症、癔症甚至自杀倾向。这些精神、心理因素的变化引起自主神经紊乱，造成后尿道神经肌肉功能失调，导致骨盆区域疼痛及排尿功能失调；或引起下丘脑-垂体-性腺轴功能变化而影响性功能，进一步加重症状，消除精神紧张可使症状缓解或痊愈。但目前还不清楚精神心理改变是其直接原因，还是继发表现，笔者认为两者互相影响，病程越长，影响越大，形成恶性循环。

4. 神经内分泌因素　前列腺痛患者往往容易发生心率和血压的波动，表明可能与自主神经反应有关。其疼痛具有内脏器官疼痛的特点，前列腺、尿道的局部病理刺激，通过前列腺的传入神经触发脊髓反射，激活腰、骶髓的星形胶质细胞，神经冲动通过生殖股神经和髂腹股沟神经传出神经冲动，交感神经末梢释放出去甲肾上腺素、前列腺素、降钙素基因相关肽、P 物质等，引起膀胱尿道功能紊乱，并导致会阴、盆底肌肉异常活动，在前列腺以外的相应区域出现持续的疼痛和牵涉痛。

5. 免疫反应异常　Ⅲ型前列腺炎可能是一种过敏性炎症反应或自身免疫性疾病，一种以细胞因子为中介产生的连锁反应。炎症在始动因素作用下，前列腺产生的某些精浆蛋白抗原如 PSA 等可以作为自身抗原性物质；病原体的残余碎片或坏死组织也可作为抗原，进而导致机体产生促炎性细胞因子，这些细胞因子可以上调趋化因子的表达，表达产物通过各自的机制在前列腺局部发生免疫反应，对机体造成影响。

6. 氧化应激学说　正常情况下，机体氧自由基的产生、利用、清除处于动态平衡状态。前列腺炎患者氧自由基的产生过多和(或)自由基的清除体系作用相对降低，从而使机体抗氧化应激作用的反应能力降低、氧化应激作用产物和(或)副产物增加，使神经末梢致敏，也可能成为发病机制之一。

7. 盆腔相关疾病因素　部分前列腺炎患者常伴有前列腺外周带静脉丛扩张、痔、精索静脉曲张等，提示部分慢性前列腺炎患者的症状可能与盆腔静脉充血，血液淤滞相关，这也是造成久治不愈的原因之一。

8. 下尿路上皮功能障碍　下尿路上皮潜在的保护因素和损害因素之间的平恒破坏所致。损害因素包括尿液中的钾离子和抗增殖因子(AFP)等，保护因素有上皮细胞表面的糖蛋白(GP51)、表皮生长因子(EGF)、T-H 蛋白等。尿液中的阴、阳离子与保护因素和损害因素相互作用构成一个错综复杂的微环境，而膀胱、尿道和前列腺是这一病理过程的潜在靶器官。膀胱或前列腺的细菌和病毒感染、辐射、肥大细胞活化、神经源性炎症、精神紧张、先天性或尿路本身引起黏膜损伤等因素都可引起这一病理过程。

9. 日常生活因素　不适当饮酒，或患者对某些含香料食品或饮料过敏，或过食刺激性食物，或久坐，长途骑车、骑马诱发前列腺慢性充血。

10. 性活动异常　性冲动达到高潮后盆腔充血在 15～30min 消退，若性冲动未达到高潮，盆腔充血消退时间可延长至 1/2～1d。因此经常反复无高潮性冲动、性交中断等均可引起前列腺慢性充血。前列腺周围区腺管与尿道成直角，忍精不泄可引起精液逆流进入前列腺，又无自然引流条件；某些不正确的避孕方法，如反复使用压迫会阴避孕法即是引起非细菌性前列腺炎的原因之一。

二、病理改变

非细菌性前列腺炎患者还有以下前列腺病理改变：①腺小管阻塞，炎性前列腺液引流不畅而潴留；②前列腺被膜中平滑肌收缩乏力；③腺泡分泌腺液功能减退；④盆底肌群（肛提肌、梨状肌等）功能紊乱，进一步引起前列腺内尿液逆流。

三、诊　断

1. 临床症状　主要表现为骨盆区域疼痛，可见于会阴、阴茎、肛周部、尿道、耻骨部或腰骶部等部位，尤以射精痛更为影响患者。排尿异常可表现为尿急、尿频、尿痛和夜尿增多等。由于慢性疼痛久治不愈，患者生活质量下降，并可能有性功能障碍、焦虑、抑郁、失眠、记忆力下降等。

2. 全面体格检查　直肠指检时可了解前列腺大小、质地、有无结节、有无压痛及其范围与程度，盆底肌肉的紧张程度、盆壁有无压痛。直肠指检前建议留取尿液进行常规分析和尿液细菌培养。

3. 实验室检查

(1)EPS 检查：具体检查方法和标准前面慢性前列腺炎部分已经提到，不做赘述。当前列腺按摩后收集不到 EPS，不宜多次反复按摩。

(2)尿常规分析及尿沉渣检查：是排除尿路感染，诊断前列腺炎的辅助方法。

(3)细菌学检查：在这里讲Ⅱ、$Ⅲ_A$、$Ⅲ_B$型分别以“两杯法”和“四杯法”病原体定位试验。“四杯法”诊断前列腺炎结果见表 2-6。

表 2-6　“四杯法”诊断前列腺炎结果

类型	标本	VB_1	VB_2	EPS	VB_3
Ⅱ型	WBC	－	＋/－	＋	＋
	细菌培养	－	＋/－	＋	＋
$Ⅲ_A$型	WBC	－	－	＋	＋
	细菌培养	－	－	－	－
$Ⅲ_B$型	WBC	－	－	－	－
	细菌培养	－	－	－	－

“两杯法”诊断前列腺炎结果见表 2-7。

表 2-7　两杯法诊断前列腺炎

类型	标本	按摩前尿液	按摩后尿液
Ⅱ型	WBC	+/−	+
	细菌培养	+/−	+
$Ⅲ_{A}$型	WBC	−	+
	细菌培养	−	−
$Ⅲ_{B}$型	WBC	−	−
	细菌培养	−	−

(4)其他病原体检查

①沙眼衣原体(Ct)检查:有培养法、免疫荧光法、斑点金免疫渗滤法、聚合酶链反应等。目前灵敏度高、特异性强的 PCR 和 LCR 技术检测 Ct 的核酸成分。

②支原体检查:培养法是溶脲脲原体(Uu)和人型支原体(Mh)检测的“金标准”,结合药敏试验可为临床诊断提供帮助;免疫学检测和核酸扩增技术等也应用于支原体检测。

由于以上病原体也存在于男性尿道中,建议先取尿道拭子检测,在排除尿道感染后,在进行 EPS 检测,以进一步明确是否为前列腺感染。此外对 EPS 中其他病原体,如真菌的检测方法主要是直接涂片染色镜检和分离培养;病毒检测通常采用前列腺组织培养和 PCR 技术。

(5)其他实验室检查

①精液检查:前列腺炎患者可能出现精液质量异常,如白细胞增多、精液不液化、血精和精子活力下降等改变。有生育要求的患者可以进行精液检查。

②PSA 检测:在部分慢性前列腺炎患者中也会出现 PSA 的升高,建议年龄在 50 岁以上的患者进行血清 PSA 检测。

4. 其他辅助检查

(1)尿流率:可以大致了解患者的排尿情况,有助于前列腺炎与排尿障碍相关疾病的鉴别诊断。

(2)尿动力学检查:前列腺炎患者的尿动力学检查可以发现膀胱出口梗阻、尿道功能性梗阻、膀胱逼尿肌收缩力减退或逼尿肌无反射和逼尿肌不稳定等膀胱尿道功能障碍。在临床怀疑有上述排尿功能障碍,或尿流率及残余尿有明显异常时,可以选择尿动力学检查以明确诊断。

(3)膀胱镜检查:为有创性检查,不建议采用。在某些情况下,如血尿,尿液分析结果异常,其他检查提示有膀胱尿道病变时,可以选择膀胱镜检查以明确诊断。

5. 影像学检查

(1)B 超:前列腺炎患者的前列腺 B 超易出现前列腺结石或钙化,且其大小与症状成正相关。且 B 超检查还可以发现前列腺回声不均、前列腺周围静脉丛扩张等表现,各型之间无特异性表现,仍无法利用 B 超对前列腺炎分型。且 B 超还可以准确地了解肾和膀胱残余尿情况。

(2)CT 和 MRI:对泌尿系统其他器质型病变,鉴别精囊、射精管等盆腔器官病变有潜在应用价值,对于持续发热或药物治疗效果不佳的前列腺炎患者,CT 或 MRI 有助于诊断前列腺脓肿。

四、治 疗

(一)治疗原则

1. $Ⅲ_A$型　可先口服抗生素 2～4 周,然后根据其疗效反馈决定是否继续服用抗生素治疗。推荐使用 α 受体阻滞药、植物制剂、非甾体类消炎镇痛药等改善排尿症状和疼痛。

2. $Ⅲ_B$型　推荐使用 α 受体阻滞药、植物制剂、非甾体类消炎镇痛药和 M 受体阻滞药等治疗。

(二)治疗方法

基本治疗方法同慢性细菌性前列腺炎,此处不再赘述。

1. Ⅲ$_B$型　不推荐使用抗生素治疗。

2. Ⅲ$_A$型　抗生素治疗大多为经验性治疗，理论基础是推测某些常规培养阴性的病原体导致了该炎症的发生。因此先口服氟喹诺酮等抗生素2～4周，然后根据疗效反馈决定是否继续抗生素治疗。只在患者的临床症状减轻时才建议继续应用抗生素。推荐的总疗程为4～6周。部分此型患者可能存在沙眼衣原体、解脲脲原体或人型支原体等细胞内病原体感染，可以口服四环素类或大环内酯类等抗生素治疗。

3. 非甾体类消炎镇痛药　是治疗Ⅲ型前列腺炎相关症状的经验性用药。其主要目的是缓解疼痛和不适。迄今已有数项随机、安慰剂对照研究评价此类药物的疗效。临床对照研究证实塞来昔布对改善Ⅲ$_A$型前列腺炎患者的疼痛等症状有效。

五、预防与调护

1. 应防止受寒，不宜久坐，不宜长途骑车、骑马。

2. 工作、学习、娱乐均不应过度以避免使精神处于持续紧张状态；对确诊的本类型前列腺炎患者不应过度关注，不要过度自行在相关网络搜索和关注有关的知识，以免不加选择的盲目相信或夸大其危害性，不要受非正规医疗广告的影响而加重心理负担。

3. 不宜饮酒及过食辛辣，少饮浓茶、浓咖啡。因食用含某种香料或食品而出现症状加重者，应注意不宜再用。

4. 已婚者应保持正常的性生活，有利于炎性前列腺液排出。本类型前列腺液一般不含病原微生物，不损害女方健康。性生活不宜中断，且应保持规律；不宜忍精不泄。性生活频度因人而异，以事后不感到疲劳为度。

第3章

前列腺炎的中医治疗

第一节　中医学对前列腺的认识

中医学对前列腺的认识主要侧重于两种观点：一者认为，前列腺可与奇恒之腑中的女子胞对照，较之奇恒之腑有相类似的生理功能和脏腑经脉关系；二者认为，中医学的“精室”理论，可深入研究并运用于前列腺病诊治当中。

一、前列腺与奇恒之腑

由于传统文化和观念的限制，中医男科学始终没能并同中医妇科学形成系统的理论体系，这就导致了中医男科学的发展不够系统完善。在进行文献研究和临床诊疗时，许多医家都曾提出借鉴妇科学的理论体系运用于中医男科疾病诊疗中。因为中医学的基础理论是相通的，故笔者认为完全可行。首先应从对女子胞的中医理论借鉴入手。

（一）女子胞

女子胞又称胞宫、子宫、子脏、子处、胞脏、血脏，位于小腹部，在膀胱后，直肠之前，下口与阴道相连，呈倒置的梨形。女子胞是女性的内生殖器官，有主持月经和孕育胎儿的作用。

1. 女子胞的主要生理功能

（1）主持月经：月经，又称月信、月事、月水。月经是女子生殖细胞发育成熟后周期性子宫出血的生理现象。健康女子到了 14 岁，生殖器官发育成熟，月经开始来潮，自此子宫约间隔 1 个月发生周期性变化，排血一次，直到 49 岁左右为止。“女子胞中之血，每月换一次，除旧生新”(《血证论·男女异同论》)。在月经周期中还要排卵一次。月经的产生,是脏腑气血作用于胞宫的结果。胞宫的功能正常与否直接影响月经的来潮,所以胞宫有主持月经的作用。

(2)孕育胎儿:胞宫是女性孕产的器官。女子在发育成熟后,月经应时来潮,便有受孕生殖的能力。此时,两性交媾,两精相合,就构成了胎孕。“阴阳交媾,胎孕乃凝,所藏之处,名曰子宫”(《类经·脏象类》)。受孕之后,月经停止来潮,脏腑经络气血皆下注于冲任,到达胞宫以养胎。胎儿在胞宫内生长发育,约达10个月,就从胞宫娩出,呱呱坠地,一个新的生命便诞生了。故曰:“女子之胞,一名子宫,乃孕子之处。”(清·唐宗海《中西汇通医经精义·下卷》)

2. *女子胞与脏腑的关系*　女子胞的生理功能与脏腑、经络、气血有着密切的关系。女子胞主持月经和孕育胎儿,是脏腑、经络、气血作用于胞宫的正常生理现象。

女子以血为本,经水为血所化,而血来源于脏腑。在脏腑之中,心主血,肝藏血,脾统血;脾与胃同为气血生化之源,肾藏精,精化血,肺主气,朝百脉而输精微,它们分司血的生化、统摄、调节等重要作用。故脏腑安和,血脉流畅,血海充盈,则经候如期,胎孕乃成。在五脏之中,女子胞与肝、脾、肾的关系尤为密切。

(1)女子胞与肝:肝主疏泄而藏血,为全身气血调节之枢。女子胞的主要生理作用在于血的藏与泄。肝为血海,主藏血,为妇女经血之本。肝血充足,藏血功能正常,肝血下注血海,则冲脉盛满,血海充盈。肝主疏泄,调畅气机,肝气条达,疏泄正常,则气机调畅而任脉通,太冲脉盛,月事以时下。因此,肝与女子胞的关系主要体现在月经方面。女子以血为体,以气为用。经、带、胎、产是其具体表现形式。女子的经、孕、胎、产、乳无不与气血相关,无不依赖于肝之藏血和疏泄功能,故有“女子以肝为先天”(《临证指南医案·卷九》)之说。

(2)女子胞与脾:脾主运化,主生血统血,为气血生化之源。血者水谷之精气,和调于五脏,洒陈于六腑,女子则上为乳汁,下为月经。女子胞与脾的关系,主要表现在经血的化生与经血的固摄两个方面。脾气健旺,化源充足,统摄有权,则经血藏与泄正常。

(3)女子胞与肾:肾为先天之本,主藏精,生髓。肾中精气的盛衰,主宰着人体的生长发育和生殖能力。肾与女子胞的关系主要体现在天癸的至竭和月经孕育方面。“天癸者,阴精也,盖男女之精皆主肾水,故皆可称为天癸也”(《黄帝内经素问注证发微》)。天癸是促进生殖器官的发育和生殖功能成熟所必需的重要物质,是肾中精气充盈到一定程度的产物。因此,女子到了青春期,肾精充盈,在天癸的作用下,胞宫发育成熟,月经应时来潮,就有了生育能力,为孕育胎儿准备了条件。反之,进入老年,由于肾精衰少,天癸由少而至衰竭,于是月经闭止,生育能力也随之而丧失了。

天癸,是肾中精气充盈到一定程度时的产物,具有促进性腺和性器官发育成熟及维持生殖功能的生理效应。肾中精气的盛衰直接影响着天癸的产生与衰竭,对生殖器官的发育和生殖功能具有决定性作用。女性进入青春期,在肾中精气的作用下,天癸产生,促进女性生殖器官发育成熟、月经来潮,为孕育胎儿准备了条件。随着年龄增长,进入老年期,由于肾中精气衰少,天癸也由衰而竭,月经停止,生殖能力也随之丧失。如《素问·上古天真论》说:女子“二七而天癸至,任脉通,太冲脉盛,月事以时下,故有子。……七七,任脉虚,太冲脉衰少,天癸竭,地道不通,故形坏无子也。”由此可见,肾中精气,尤其是肾中精气充盈所产生的天癸,是维持正常月经和孕育胎儿的基本条件。

3. *女子胞与经络的关系* 冲脉与任脉皆起于女子胞。冲脉与足少阴肾经并行,与足阳明胃经相通,兼先后天之经气,能调节十二经脉的气血,故有“十二经脉之海”“血海”之称。任脉在少腹部与足三阴经相会,能调节全身阴经的气血,有“阴脉之海”之称。任脉蓄积阴血,为女性妊养之本,故称“任主胞胎”。十二经脉的气血通过冲、任二脉灌注于胞宫之中,而为经血之源,胎孕之本。十二经脉气血充盛,才能溢入冲、任二脉,经过冲、任的调节,下达胞宫发生月经,进而具备孕育胎儿的生理功能。因此,冲、任二脉的通畅、气血充盛及蓄溢正常,是女子胞主持月经、孕育胎儿的前提条件。如果冲、任二脉失调,就会出现月经不调、崩漏、经闭及不孕等病症。

(二)前列腺与女子胞

女子胞具有主持月经和孕育胎儿的功能，是脏腑、经络、气血作用于胞宫的正常生理现象；而男性的前列腺虽然不是产生精子，提供精华物质的器官，但其对于性欲、勃起功能、控制精液的排出、精液成分等都有至关重要的影响，其也是脏腑、经络、气血正常作用的才具有的生理现象，将前列腺与女子胞进行中医基础理论的比象具有重要意义。

(三)前列腺类似于奇恒之腑

奇恒之腑似脏非脏，似腑非腑，多为中空的管腔或囊性器官，储藏精气，主藏精而不泻。前列腺中有尿道通过，具有排泄尿液的作用；又有输精管道开口其中，则又有固摄和射出精液的功能，总而言之，前列腺也具有上述奇恒之腑的特点，则前列腺应属于“男子胞”的范畴。陈士铎《石室秘录》说：“胞胎为一脏，男女皆有”，胞为人体脏器之一，已成定论。女子胞曰子宫，但对男子胞的解释，诸多医家的意见不一，《医经精义·男女天癸》说：“男子之胞名丹田，名气海，名精室，以其为呼吸之根，藏精之所也。”《续名医类案·淋浊》则称男子胞为“精脏”，现已清楚，人体并非有一个实质的储精器，所以中医学“男子胞”即精室，从解剖学上看包括精囊、射精管，以及其附属的前列腺组织。精室由肾之固约，肝之疏泄，脾之化生，心之主宰，肺气摄固。

前列腺与脏腑经络的关系　中医学认为，人体是一个有机的统一体，机体任何一部分的功能都与其他相应的脏腑功能活动密切相关。人体外在的表现常常能反映出脏腑的功能变化和疾病的形成、发展与演变，亦即“有诸内必形诸外”，前列腺疾病同样遵循这个规律。通过对前列腺与脏腑之间关系的研究，能使我们深刻地认识前列腺的生理病理特点，把握前列腺正常生理过程和前列腺疾病的发生、演变规律，为正确诊断和治疗前列腺疾病提供指导。前列腺与肝、肾、心、脾、胃、肺、膀胱等脏腑关系密切。前列腺病可由上述脏腑的病变诱发或加重，且历代医家也不断提出从肝、从脾等入手治疗前列腺疾病。

（1）前列腺与肝脏。《内经》言肝脉："入毛中，环阴器，抵少腹，是前阴为肝木所过也"。又言足厥阴之脉"过阴器"；足厥阴经筋"结于阴器"；足厥阴络脉"结于茎"。肝居下焦，功能复杂，肝病可引起人体气机的诸多病变。肝主疏泄，主藏血，调畅气机，其疏泄正常与否直接影响精之藏泄和精关开合。肝的功能正常，气机疏通畅达，升降出入有序，心情舒畅；若疏泄功能减退，情志抑郁，肝郁难解，症见多端，病情复杂。临证除肝脏本身的气机郁滞可在其循行部位发生"不通则痛"的症状外，其他脏腑功能失调，也可影响肝之疏泄，导致气滞不畅，气滞则血瘀，瘀久而化热，瘀热蕴结，久恋不去，伤及肾阴，每致肝肾同病。

（2）前列腺与脾脏。脾乃后天之本，其能运化水谷、升清降浊，为气机升降出入之枢纽。脾气健运，后天精血生源充足，水液代谢输布运行不聚；脾失健运，精血生化不足，升清降浊无权，水湿停滞潴留，甚或中气下陷，重者，脾虚及肾，使肾精不能得到足够的补充而发生脾肾两虚之候。

（3）前列腺与心、肝脏。中医学认为人的情志变化与心肝二脏关系密切。"心藏神"而"主神明"，心主血脉，"血脉和利，精神乃居"（《灵枢·平人绝谷》）。若心的功能异常，常可出现失眠多梦、焦虑抑郁等神志的改变。因此张介宾《类经》云："情志之伤，虽五脏各有所属，然求其所由，则无不从心而发。"肝藏血，主疏泄，调畅情志。肝血充足，疏泄有节，才能神志清晰，精神充沛。若肝血不足，疏泄不利，气机不畅，则可见情志异常。精浊之疾，又可因湿热瘀血阻滞气机，影响肝的疏泄功能，而产生情志的改变。

（4）前列腺与心、肝、肾脏。心属火属阳，心火下交于肾以资肾阳，共同温煦肾阴，则肾水不寒；肾属水属阴，肾水上济于心以资心阴，共同滋养心阳，则心火不亢，如此水火既济，心肾才能各自发挥其正常的生理功能。肝肾同居下焦，肝主藏血，肾主藏精，肝血需要肾精的滋养生化，肾精又需肝血化精不断地补充，故有"肝肾同源"之说。肝主疏泄，可调控精关的开合，疏泄正常则精关开合有度。

（5）前列腺与经络。肝经入小腹、络阴器，若湿热留滞，精道气血不畅，或久治不愈，肝郁气滞，肝气不通，不通则局部疼痛。病久伤及脾肾，脾气虚则湿愈难化，肾气伤则精易下泄，此也为本病由实转虚的过程，肾虚为本，湿热是标。肾精不固，肾虚气弱，膀胱排精泄浊功能降低，出现败精为浊，浊阻气滞，气滞为瘀的病理变化。若日久则蓄血瘀结成块，成为症积，而致癃闭。久病入络，络脉瘀滞是进入慢性过程的病理反应。

(6)前列腺与六腑。六腑之中，与前列腺关系较为密切的有膀胱、小肠、三焦等。

肾与膀胱相表里，其主要功能为储尿和排尿，《素问·灵兰秘典论》云："膀胱者，州都之官，津液藏焉，气化则能出矣。"而膀胱之气化实质为肾的气化作用，即在水液代谢过程中，多余的水液在肾的气化作用下生成尿液，下输于膀胱，并在膀胱内储存至一定程度后，自主地排出体外。若膀胱气化不利，则可导致小便不利、点滴而出甚或癃闭。若膀胱失约，则可导致尿频、夜尿频多、遗尿、小便失禁等，正如《素问·宣明五气篇》中云"膀胱不利为癃，不约为遗尿"，此即前列腺疾病。

小肠的生理功能主要是受盛化物和泌别清浊，《素问·灵兰秘典论》云："小肠者，受盛之官，化物出焉。"即是指小肠对水谷进一步消化和吸收，并将其化为可以被人体利用的营养物质，以供养机体生长发育和各脏腑组织器官。若小肠功能失调，则机体所需之精微不足，必然影响其功能。对男性生殖系而言，可导致男性生殖和性功能减退或不足。同时，小肠在吸收精微之时也吸收大量的水液，通过脾的转输、肺的宣肃、肾的气化，将剩余水液渗入膀胱，形成小便。若其泌别清浊功能失常或因其他藏腑功能影响(如心火下移)导致功能失常，则可出现小便方面的异常，如小便短少、尿频、尿道涩痛甚至尿血等，此即前列腺疾病。

于三焦而言，从古至今一直存在三焦的有形与无形之争。但对其生理功能的讨论却基本统一。其功能之一即是三焦为水液运行之道路，机体水液的运化、吸收、输布和排泄都是通过三焦的通道来完成的。《素问·灵兰秘典论》云："三焦者，决渎之官，水道出焉。"三焦的功能实际上是体内脏腑气化功能的综合。一般而言，三焦功能失常，常常表现为水道不利，出现水液潴留，如小便不利，排尿困难，甚至出现癃闭等，此即前列腺疾病。

二、前列腺与“精室”

《云笈七签·诸家气法部·胎息根旨要诀》已指出精室的具体解剖部位：“所谓根本者，正对脐第十九椎，两脊相夹，脊中空处，膀胱下近脊是也，名曰命蒂，亦曰命门，亦曰命根，亦曰精室”。《云笈七签·金丹部·王屋真人口授阴丹秘诀灵篇》又说：“下丹田，精室是也”“命门，即精室之下是也”。将精室的出口作为命门。《类经附翼》亦言精室“居直肠之前、膀胱之后，当关元、气海之间”“于泄精之时，自有关阑感觉”。从以上论述可知，精室的位置与现代医学的前列腺相类似，《中华人民共和国中医药行业标准·中医外科病证诊断疗效标准》“精浊”“精癃”条，均是指前列腺疾病，所述“精室”就是前列腺。

（一）精室的生理功能

1. 生精　精液的产生乃肾气盛的结果，《素问·上古天真论》说：“丈夫……二八，肾气盛，天癸至，精气溢泻，阴阳和，故能有子。”男子发育到二八年龄，则天癸充盛而发挥作用，在天癸作用下始产生精液。《中西汇通医经精义》云：“男子名为精室，乃血气交会化精成胎之所，最为紧要。”《医学衷中参西录》亦认为精室是“生精之处”“化精之所”，《医学衷中参西录·女科方·温冲汤》所言：“人之血海，其名曰冲，在血室之两旁，与血室相通。……有任脉为之担任，督脉为之督摄，带脉为之约束，阴维、阳维、阴跷、阳跷为之拥护，共为奇经八脉。此八脉与血室，男女皆有。在男子则冲与血室为化精之所，在女子则冲与血室为受胎之处。”张氏所指血室，在女子实为胞宫，在男子则为精室，并指出八脉之中，血室与冲、任、督、带的关系更为密切。《素问·上古天真论》曰：“七八，肝气衰，筋不能动，天癸竭，精少，肾藏衰，形体皆极。”可见，七八以后生精过程明显衰退，精液减少，生育力降低。但直到八九十岁生精能力仍未完全丧失，并有适量精子发生，个别人甚至还具有生育能力。《素问·上古天真论》曰：“此其天寿过度，气脉常通，而肾气有余也”，“夫道者能却老而全形，身年虽寿，能生子也”。若因先天禀赋不足，肾气亏虚，天癸之源匮乏，或后天伤精，精亏太过，冲任日虚，则精室不荣，而见精少、精薄、无精、天宦等。

2. 藏精　《素问·六节藏象论》谓：“肾者，主蛰，封藏之本，精之处也。”认为精液生成后藏于肾，《难经·三十九难》指出精液藏于命门：“命门者，精神之所舍也。男子以藏精，女子以系胞。”至清代始明确藏于精室，《中西汇通医经精义·男女天癸》曰：“精室乃藏精之所也。”精室之精不可妄泄，《黄庭内景经·常念章》曰：“急守精室勿妄泄，闭而宝之可长活。”《黄庭内景经·琼室章》曰：“长生至慎房中急，何为死作令神泣，忽之祸乡三灵殁，但当吸气炼子精，寸田尺宅可治生，若当决海百渎倾。叶去树枯失青春，气亡液漏非己形。专闭御景乃长宁，保我泥丸三奇灵。”这是魏晋以来方士们一贯主张的“还精补脑”思想的渊源。如《千金方·房中补益》曰：“能百接而不施泻者，长生矣”“数交而一泻，精气随长，不能使人虚也。若不数交，交而即泻，则不得益。泻之精气自然生长，但迟微，不如数交不泻之速也。”精室之精为生殖之精，其忍精不泻的观点显然是将其与肾精混为一谈了。精室之精藏泄适度，方为养生之道。若心肾不交，或肾气虚损，致精关不固，精液妄泄，可见遗精、早泄等；肝经湿热，或阴虚火旺，火入精室，如煎灼精液，则有精浊、精凝、脓精等；若血络受损，则见血精、尿血等。阴虚火旺，或瘀血阻窍，精关不开，而患不射精等。

3. 排精　精液的排泄受肾、肝、心、脾等脏器的调节，诸脏协同作用，维持着排精功能的正常进行。《玄女经》曰：“天地之间，动须阴阳，阳得阴而化，阴得阳而通，一阴一阳，相须而行。故男感坚强，女动辟张，二气交精，流液相通。”精液的排泄，既不可妄泄，亦不需禁欲，《医学源流论·肾藏精论》曰：“盖精因火动而离其位，则必有头眩目赤，身痒腰疼，遗泄偏坠等证，甚者或发痈疽，此强制之害也。故精之为物，欲动则生，不动则不生，能自然不动则有益，强制则有害，过用则衰竭。任其自然而无所勉强，则保精之法也。”精室之精贵在流通，由于生殖之精持续产生，故通过房事或遗精适度地排出体外，始能维持男子正常的生理功能，如《景岳全书·杂证谟·遗精》所谓："有壮年气盛，久节房欲而遗者，此满而遗者也。"即是指生理性的遗精。若湿热下注，或相火偏盛，致精离其宫，阻于精道，精室瘀阻，则可致精浊、精癃等，治当通窍逐瘀，方为中的。

（二）从精室论病机

精室之精，贵在流通，并通过房事或遗精排出体外。若湿热病邪下注精室，治之不当，久则瘀滞精室，精室之精流通受阻，流动之精停而为浊，清浊相混，流出精窍，则为精浊，继而可导致血精、精液不液化、阳痿、早泄、不育等精室疾病。精浊之慢性者的病理关键是精室瘀阻，若局限于清理湿热，则罔可见效。正如《医衡·证论·精浊论》谓："尿与精所出之道不同，淋病在尿道，故纲目列之肝胆部，浊病在精道，故纲目列之肾膀胱部。……每见时医以淋法治之，五苓，八正杂投不已，因而增剧者，不可胜数，予每正之，其余尚难以尽说也。盖由精败而腐者十之九，由湿热流注与虚者十之一。"《临证指南医案·淋浊》亦认为"若房劳强忍精血之伤，乃有形败浊阻于隧道，故每溺而痛，徒进清湿热利小便无用者，以溺与精同门异路耳"。总之，败精即是精室瘀阻的病理产物，又是导致精室瘀阻的因素，"败精宿于精关，宿腐因溺强出，新者又瘀在里"，成为精浊反复发作，不易治愈的原因。正如《扫叶庄医案·遗精淋浊尿血》所说："浊病乃湿热下注，久而失治，变为精浊，不易速愈。"

第二节　前列腺炎的中医药治疗

一、热　淋

急性细菌性前列腺炎（acute bacterial prostatitis）相当于中医的"热淋""淋证""淋浊"。主要由化脓性细菌引起，有明显的尿道感染及全身症状和体征，属突发性、发热性、自限性疾病，处理不当可继发败血症、肾盂肾炎、附睾炎和前列腺脓肿。临床表现为起病急，寒战高热，乏力，肌肉及关节痛，会阴及直肠内有沉重感，可有耻骨上、阴茎及腰骶部放射痛。若为尿道感染所引起，则尿频、尿急、尿痛症状较明显。

(一)病因病机

1. 素日多食肥甘厚味，辛辣炙煿之品，或过量饮酒，湿热内生，蕴于精室。

2. 外感六淫湿热火毒，移于下焦，蕴于精室。

3. 房事不洁，湿热毒邪从溺窍侵入，蕴于精室。

4. 患疖肿、乳蛾、热淋、血淋、子痈等证，治疗不当，余毒未消，湿热毒邪移于下焦，蕴于精室。

以上病因均可导致邪热蕴于精室，以致经络阻塞，气血瘀滞而发病。

(二)症状

本病多突然发生，但多有可循迹病因，如饮酒过量后、大汗后缺水等。出现恶寒发热，全身乏力，会阴部胀痛，肛门坠胀，大便次数增加，小腹隐痛，疼痛向腰骶部及大腿根部放射。合并尿路感染时，具有明显尿路刺激症状，可出现尿频、尿急、尿痛及终末血尿，并可能出现尿道口溢液。

(三)中医辨证论治

1. 湿热蕴结证

【证候】 尿频、尿急、尿痛，会阴部胀痛，疼痛向大腿根部放射；恶寒发热，口干口苦；舌红，苔黄腻，脉滑数。

【治法】 清热利湿，通淋解毒。

【方药】 八正散加减。

2. 热毒壅盛证

【证候】 寒战，高热，尿频、尿急、尿痛，终末血尿，脓尿，排尿困难甚或尿闭；舌红，苔黄腻，脉数。

【治法】 清热泻火，解毒利湿。

【方药】 龙胆泻肝汤加减。

(四)外治法

见第2章。

(五)预防与调护

1. 平时应注意及时治疗各种感染性疾病,如扁桃体炎、溃疡性结肠炎、泌尿系感染等,以防细菌播散,继发急性前列腺炎。

2. 应注意卧床休息,多饮开水,禁食辛辣等刺激性食物。

3. 暂停性生活,避免性兴奋,以减轻前列腺充血。

4. 急性细菌性前列腺炎初起不宜做前列腺按摩。

(六)历代文献选录

1. 热淋证治　《三因极一病证方论·淋证治》:石苇散治热淋,多因肾气不足,膀胱有热,水道不通,淋沥不宣,出少起数,脐腹急痛,蓄作有时,劳倦即发,或尿如豆汁,或便出沙石。

木通、石韦去毛,各二两;甘草、当归、王不留行各一两;滑石、白术、瞿麦、芍药、葵子各三两。上为细末,每服二钱,煎小麦汤调下,食前,日三。兼治大病余热不解,后为淋者。

地肤子汤:治下焦有热,及诸淋闭不通。

地肤子三两,知母、黄芩、猪苓去皮,瞿麦、枳实麸炒,升麻、通草、葵子炒,海藻洗去腥,各二两。上为剉散,每服四钱,水一盏半,煎七分,去滓,空心服。大便俱闭者,加大黄。女人房劳,小便难,大肠满痛,脉沉细者,用猪肾半只,水二盏,煎盏半,去肾,下药,煎七分,服。

《普济方·小便淋秘门·热淋》:夫三焦者,水谷之道路也。三焦壅盛,移热于膀胱,流传胞内,热气并结,故水道不利而或成淋也,其状溲便赤涩,或如血汁,亦有如豆羹汁者,甚则尿血,故谓之热淋也。

《张氏医通·大小腑门·淋》:热淋者,心肺蕴热,不能滋其化源,小便赤涩如血而少,烦渴引饮者,导赤散加黄芩。躁热不渴者,滋肾丸,或淡竹叶煎汤调辰砂益元散。

《医宗金鉴·幼科心法·淋证门·热淋》:小便不通,淋沥涩痛,以十味导赤汤主之。若少腹胀满,引脐作痛,大便秘结者,以八正散主之。

《类证治裁·淋浊·论治》:有热淋,茎中痛者,导赤散加滑石、灯心;茎不痛而痒者,八味丸去附子。

《梅氏验方新编·淋证》:湿热下注成淋,白术、茯苓、薏苡仁各五钱，车前子钱半，水煎服，至重者，十剂必愈。

《选录验方新编·淋证》：热淋，小便热而赤，短而涩，脐下急痛者是。

滑石六钱，甘草末一钱。水冲服，日服数次，三日即愈。又前小便不通门内猪胆、田螺各方均解热毒，皆可服之，极有功效。

《肾病自疗法·淋浊病自疗法·热淋茎痛之自疗》：症状小便热而赤，短而涩，脐下急痛殊甚。解热毒，利小水。

麻皮一两、炙甘草三分，水煎服一盏，日服两回；白茅根不拘多少，煮汤，每服一盏，分早晨、正午、将晚、睡前各服一回；葡萄自然汁、生藕汁、生地黄汁、白蜜各等量，和匀一盏，于银器内慢火熬沸，不拘时温服。

2. 热淋方 《备急千金要方·消渴、淋闭、尿血、水肿》：治热淋方。葵根一升，冬用子，夏用苗，切，大枣二七枚。上二味，以水三升，煮取一升，二合分二服。热加黄芩一两。出难加滑石二两。末血者加茜根三两。痛者加芍药二两，加药、水亦加之。

《外台秘要·淋并大小便难病二十七门·热淋方三首》：广济疗热淋方。车前草切、一升，通草三两、切，葵根切、一升，芒硝六分、汤成下。上四味，以水七升，煮取二升，绞去滓，内硝，分温三服，服别相去如人行六七里，微利为度。忌热食。出第四卷中。

近效疗热淋，日夜数十度，服药不差方。

空腹服井花水一二升必差，苇鸿胪进用如神效方。吃水了后，行六七百步。甚良。

《医心方·治热淋方第十》：葛氏方热淋方。

录验方治热淋方：芦心切，三升，水五升，煮取二升，三服。

龙门方疗热淋方：服冷水三升，行一里即下差。

《太平圣惠方·诸淋论》：治热淋诸方治心热气壅，涩滞成淋，脐下妨胀。宜服麦门冬散方：麦门冬一两、去心，滑石二两，木通一两、剉，赤芍药一两，葵子一两，川芒硝一两半。上件药，捣粗罗为散，每服四钱，以水一中盏，入葱白二茎，生姜半分，煎至六分去渣。每于食前温服。

治心脏烦热，脐下妨胀，小便淋涩，宜服此方。葵子一两，滑石一两，木通一两、剉用，瞿麦一两，白茅根一两，甘草半两、炙微赤、剉。上件药，捣粗罗为散，每服四钱，以水一中盏，煎至六分去渣，每于食前温服。

治热淋，心腹胀满，数涩疼痛。榆白皮散方：榆白皮半两，剉、甘遂半两，煨令黄、瞿麦半两、犀角屑半两、滑石半两、赤茯苓三两、木通半两，剉、山栀半两、川芒硝一两、子芩半两。上件药，捣筛为散，每服三（二）钱，以水一中盏，煎至五分去渣，每于食前温服。

治热淋涩痛，热极不解。瞿麦散方：瞿麦一两，桑根白皮一两、剉，木通一两、剉，滑石一两、赤芍药一两、子芩一两、甘草炙微赤、剉，榆白皮一两、剉，川芒硝一两。上件药，捣粗罗为散，每服四钱，以水一中盏，煎至六分，去渣，每于食前温服。以利为度。

治热淋，小腹疼痛不可忍。宜服此方。黄连半两、去须，苦参半两，剉用，麦门冬一两，去心、焙，龙胆半两、去芦头，土瓜根半两。上件药，捣罗为末，炼蜜和圆，如梧桐子大，不计时候，以熟水下三十圆。

治热淋，小便涩痛。宜服滑石散方：滑石三两、石韦一两，去毛、榆白皮一两，剉用。上件药，捣粗罗为散，每服三钱。以水一中盏，入葱白七寸，生姜半分，煎至六分，去渣。每于食前温服。

治热淋，心神烦闷，小腹胀满。石韦散方：石韦一两、去毛，瞿麦一两，滑石二两，车前子一两，葵子一两，甘草三分，炙微赤、剉用。上件药，捣细罗为散，每于食前以粥饮调下二钱。

治热淋，小肠不利，茎中急痛。木通散方：木通一两，剉用，甜葶苈一两，隔纸炒令紫色，赤茯苓一两。上件药，捣细罗为散，每于食前以葱白汤调下二钱。

又方：滑石二两，木通一两，剉用，葵子一两。上件药，捣细罗为散，每于食前以葱白汤调下一钱，以利为度。

又方：乌麻子五合，蔓菁子五合。上件药，同炒令黄色，一处研用，绯绢袋盛。以井华水三升炒，每于食前温一小盏服下。

又方：车前子一合，葵根一两半，剉用。上件药，以水一大盏（半），煎至一盏，去滓，食前分为三服。

《圣济总录·热淋》:治热淋小便赤涩疼痛。滑石散方:滑石研,二两,栝蒌根剉用,三两,石韦炙,去毛,半两。上三味,捣罗为散,每服二钱匕。煎小麦汤调下,不拘时候。

治热淋结涩不通。车前子散方。车前子炒、牛膝剉用,各一两,桑根白皮切,三两,蒲黄一两。上四味,捣罗为散,每服二钱匕,煎葱汤调下,不拘时。

治热淋小便热涩。石韦散方:石韦炙,去毛,冬葵子炒,各二两,瞿麦取穗、车前子炒、滑石碎各三两。上五味,捣罗为散,每服二钱匕。米饮调下,不拘时候。

治热淋小便赤涩疼痛。四汁饮方:葡萄自然汁,蜜,生藕自然汁,生地黄自然汁各五合。上四味和匀,每服七分一盏,银石器内慢火煎沸,温服不拘时候。

热淋,小便赤涩热痛。朴硝散方:朴硝二两。上一味研细,每服一大钱匕,蜜水调下,不拘时,以利为度。

治热淋小便涩痛。葱白汤方:葱白一握,细切上一味,用淡浆水一升,煎取七合,去滓放温,服一盏,不拘时候。

《类编朱氏集验医方·黄疸·淋闭》:灯心草汤,治热淋疼痛。《梁氏总要方》灯心草、干柿,二味等份,剉碎,水煎服。

《世医得效方·大方脉杂医科·诸淋》:八正散治热淋、血淋加灯心草、车前草煎,不拘时候服。车前子、瞿麦、萹蓄或用薄荷代、白滑石、甘草、栀子仁、木通去皮节、大黄各半斤。上剉散,每服三钱,水一盏半,用灯心十茎煎,食后临卧温服。小儿量力少少与之,或加麦门冬去心尤妙。

石韦散:治热淋,多因肾气不足,膀胱有热,水道不通。淋沥下宣,出少起数,脐腹急痛,蓄作有时,劳倦则发。或尿如豆汁、或便出沙石疼痛。兼治大病后余热为淋。木通、石韦去毛各一两,甘草、当归、王不留行,滑石、白术、瞿麦、赤芍药、葵子各一两半。上为末,每服二钱,煎小麦汤调,食前日三服。

《普济方·小便淋秘门·热淋》:石韦汤,治心经蕴积,热传于小腹,小腹热则传于脬中,屈擗而筋转,诊心脉而大。

石韦去毛、车前子。上等份，浓煎汁饮之。其人腹胀，此忍溺好屈卧曲膝，则阴缩肿，此厥阴之证。加赤茯苓、黄芪等分尤好。一方每服五钱，水二盏，煎一盏，去滓，候温服。

治热淋如血极验。出卫生家宝方：蚕烧灰，入麝香少许。治暴热淋。小便赤涩。用合明草，捣绞汁服。

《普济方·乳石门·乳石发小便淋涩》茅根汤，治乳石发热淋，及发热，体气昏浊，不痛不痒，小便赤浊。用白茅根净洗剉曝干半斤，粗捣筛，每服五钱，水二盏，煎至一盏，去滓温服，食前日二。

又方：以生茆根二斤，捣烂以新布绞汁，细饮之。

《普济方·食治门·食治五淋》：凫葵粥方，治热淋，小便不利。

凫葵择取一二斤，细切，即水中荇叶也，粟米半升，洗净淘。上先用盐，豉汁五升，煎令沸，下米煮十余沸，下凫葵煮作粥，空心任意量多少食之。

真酥粥方一方浆水粥，治热淋小便不利。真酥一两，粟米三合、净淘，淡浆水三升。上以浆水煮米作粥，候粥将熟，下酥，更煮取熟，适寒温，空腹恣意食之。

《普济方·婴孩大小便淋秘门·淋秘》木通散，一名葵石散，治热淋小便不通，啼叫，小腹痛闷乱者。木通二钱，滑石一钱，牵牛子一钱、炒，葵子一钱。上用灯心草、葱白、车前草同煎服。一方无葵子，不用车前草煎。一方周岁小儿一般作一钱，五岁以上倍之。

石苇散治热淋：石韦半两、洗，海金沙三钱，车前子三钱，海蛤一钱，瞿麦半钱。上加木通、石燕子同煎。一方为末，用灯心草、金银汤下。

《卫生易简方·诸淋》：治热淋，用赤小豆三合，慢火炒熟，为末，煨葱一茎细切，暖酒调二钱匕服。

《奇效良方·诸淋门》：治热淋方王不留行散治热淋疼痛不止。王不留行、车前子、木通各一两，葵子、滑石各一两半，当归微炒、蒲黄、赤芍药、甘遂煨、桂心各半两。上为细末，每服一钱，食前用粥饮调服。

《医学入门·杂病用药赋》：治热淋方热淋清肺透膈，而瘀血必牛膝、琥珀。

清肺饮子：茯苓、猪苓、泽泻各二钱，车前子、琥珀、木通、瞿麦、萹蓄各一钱，通草、灯心草各五分，水煎热服。治邪在上焦气分，渴而溺涩不利。

透膈散：用硝石为末，每服二钱。如热淋。溺赤淋沥，脐下急痛，冷水或黄芩煎汤下，血淋，山栀仁煎汤下；气淋，小腹胀满，尿后常有余沥，木通煎汤下；石淋，茎内割痛，尿中有砂石，令人闷绝，将药用砂纸隔炒，纸焦再研细，葵子三十粒，捣碎煎汤下；劳淋，劳碌劳倦虚损则用葵花汤下。

《珍本医书集成·鲁府禁方·淋证》：加味滋肾丸。治热淋管痛，并两足热宜服。

黄柏八两、酒拌晒、炒，知母法同上，五味四两，青盐五钱上为细末，粥糊为丸，如梧子大，每服五七十丸。空心米饮汤任下。

《国医宗旨·梦遗赤白浊淋证药性主治》：热淋。茵陈、琥珀、泽泻、猪苓、黄芩、连翘、山栀子、黄连、黄柏。

《证治汇补·下窍门·淋病·淋病选方》：治热淋方，外治法治热淋痛甚。或不通者。猪胆一枚，去汁少许，入麝香三厘。以阴茎纳其中，外线兜住，于内良久，即愈。

《医宗金鉴·幼科心法·淋证门·热淋》十味导赤汤：生地黄、山栀子、木通、瞿麦、滑石、淡竹叶、茵陈蒿、黄芩、甘草、猪苓，水煎服。

《万方类编·诸淋门》：小便热淋夷坚志。海金沙草，阴干，为末，煎生甘草汤调服二钱。此陈总领方也，一加滑石。

《类证治裁·淋浊·附方》：治热淋方。[热淋]五淋散：茵陈、竹叶各一钱，木通、滑石、甘草各一钱半，山栀、赤芍、赤茯各二钱。

《医方易简新编》热淋血淋：生地三钱，车前草叶三钱，煎服立效。

又方：干柿三枚烧灰存性，研末陈米汤下。

《行军方便便方·愈疾》：治热淋涩痛，用萹蓄三钱，煎汤饮即愈。

又方：治五淋下白，用芹菜熬汤，温服二三次，全愈。

《理瀹骈文·遗淋不利》：通淋膏，通治膀胱积热，淋泌尿血等证。玄参、麦门、当归、赤芍、知母、黄柏、生地、黄连、黄芩、栀子、瞿麦穗、萹蓄、赤苓、猪苓、木通、泽泻、车前、甘草、木香、郁金、萆薢、乱发各一两。油熬黄丹，收滑石八两搅匀，贴脐下。

又方：热淋，瓦松煎，洗小腹。

《验方汇集·淋》：千金黄连丸治心火上炎，肾水不升，致膀胱受心火所炽，而脬中积热以成淋疾。川郁金、川黄连各一两，琥珀、川军、黄芩各二两，白茯苓、滑石各四两。黑丑炒，取头末三两。上研细末，水滴为丸，梧子大，每服五十丸，空心白滚水送下。

3. 热淋病案　《名医类案·淋闭》：壶仙翁治陕人高文病淋一日，口噤厥逆，见症奇，一日之淋而口噤厥逆耶，他医以为风，翁曰误矣。此热客于膀胱，故难溲耳。投以八正散二服而溲大行，病且愈。所以知文之病者，诊其脉尺沉而大，按之而坚，知病之在下也。膀胱者，津液之府，气化则能出，此盖由于热淋而更接内（接内：进行性生活。笔者注），故移热于膀胱而使溲难也。

丹溪治一老人，因疝痛二十年，多服苍术乌头等药，疝稍愈。又患淋十余年，其间服硝黄诸淋药，不效。忽项右边发一大疽，连及缺盆，不能食，淋痛愈甚，叫号困惫，时当六月，脉短涩，左微似弦，皆前乌附积毒所致。凝积滞血，蓄满膀胱，脉涩为败血，精血为虚，而断为败血，亦合症而云。短为血耗，忍痛伤血，叫号伤气，知其溺后有如败脓者，询之果然。虽先治淋，令多取土牛膝根茎叶浓煎汤行瘀并四物汤大剂，与三日后，痛与败脓渐减，五七日淋止，疮势也定。盖四物能生血也。但食少疮未收敛，用四物加参芪白术熬膏，以陈皮、半夏、砂仁、木香煎取清汁，调膏与之，遂渐能食，一月疮安。先行瘀生新，后调元补胃行气开痰，故曰非开痰不足以行气也。

《医学纲目·闭癃遗溺》：（丹）朱郎小便淋痛，脉左大右涩，此为劳伤经血，勿作淋治，可补血行肝经滞血，自愈。

生地黄、当归、赤芍各一钱，川芎、条芩、甘梢各三分，陈皮五分、木通五分、黄柏二分、炒红花、怀牛膝一钱、桃仁泥、研滑石同煎，待淋痛去，退滑石、桃仁、怀牛膝、木通，入川牛膝代木通，分两倍之。

一方名血余散，治血淋内崩，吐血，舌上出血，便血。用乱发以皂角水洗净，晒干烧灰，为末，每服二钱，以茅根、车前叶煎汤调下。

丹溪治诸淋皆属于热，余每用黄柏滋肾丸。每百丸，用四物汤加甘草梢、牛膝、木通、桃仁、滑石、木香煎汤，空心吞服。兼灸三阴交，如鼓应桴，累试累效者。

《张氏医通·大小府门·淋》：薛立斋治一人，素膏粱，小便赤数，口干，吐痰稠黏，寸又关数而有力。此脾肺积热移于膀胱。先用黄芩溃肺饮清理脾肺，次用滋肾丸、六味丸以滋肾水而安。石顽治内阁文湛持，夏月热淋，医用香薷饮，益元散，五日不应，淋涩转甚，反加心烦不寐。乃弟广文彦可，相邀往诊，见甚唇赤齿燥，多汗喘促，不时引饮，脉见左手微细，右手虚数，知为热伤元气之候。遂疏生脉散方，频进代茶，至夜稍安。明日复苦溲便涩数，然其脉已向和，仍用前方不时煎服，调理五日而痊。

《叶氏医案存真》：淋属肝胆，而酒性湿热之气，肝胆先受滓汁，次及肠胃，湿甚热郁，溺窍无阻，茎管窄隘，久病积热愈深，不受温补，当忌酒肉厚味，分利虽投，不能却病。从经义苦味祛湿，参以解毒。

《续名医类案·淋浊》：张子和治一男子病淋，张令顿食咸鱼，少顷大渴，又令恣意饮水，然后以药治淋立通，淋者无水，故涩也。

张路玉治侍卫金汉光，年逾花甲，初夏误饮新酒致病，前则淋沥涩痛；后则四痔脱突。此阴虚热陷膀胱也。先与导赤散，次进补中益气，势渐向安。惟孔中涩痛未除，或令进益元散三服，遂致遗尿不能自主，授剂不应。直至新秋脉见软弱，因采肾沥之义，以羯羊肾、制补骨脂、羊脬、制菟丝子，浓煎桑根皮汁制螵蛸，连进三日，得终夜安寝，滑滴靡遗矣。

张路玉治闵少江，年高体丰，患胞痹十三年，历治罔效，凡遇劳心嗔恚，或饮食失宜，则小便频数滴沥，涩痛不已，夜略交睫，既渗漉而遗，觉则阻塞如前。服人参鹿茸紫河车无算，然皆无碍，独犯丹皮白术即胀痛不禁，香燥之药误投杀人，世罕知也。张诊之曰，病名胞痹，俗名尿梗病，惟见于内经，由膏粱积热于上，作强伤精于下，湿热乘虚聚于膀胱。素问云：胞痹者，小腹膀胱按之内痛，若沃以汤，涩于小便，上为清涕。详其文则知膀胱虚滞，不能上吸肺气，肺气不清，不能下通水道，所以涩滞不利。得汤热之助，则小便涩滞微通，其气循经蒸发，肺气暂开，则清涕得以上泄也。因与肾沥方服之，其效颇捷。原其寝则遗溺，知肝虚火扰，疏利失宜，所以服丹皮疏肝之药，则胀者不胜其气之窜，以击动阴火也。服人参鹿茸河车无碍者，虚能受热，但补而不切于治也。更拟加减桑螵蛸散，用羊肾汤泛丸，庶有合于病情。然人秩之年，犹恃体丰，不远房室，药虽中窍，保其芥复也。与前陕客案症治略同。寤则淋涩寐则溺遗，原与不禁有别，故从胞痹症治，其论药病不合处理精义确。后来叶氏处方，最讲此旨，再观其治黄元吉亢仁轩案，病情同而治法不同，用药具有妙解，能细细参之，庶不犯枳朴归苓，到手便撮之诮。

萧万与治郑友患淋经年，屡治罔效。曰淋症有虚实寒热之殊，今君年未三旬，元气充实，因修途劳役，饮食不调，复喜火酒；脾受湿气，时当炎令，故心移热于小肠。邪火因而内灼，上则肺燥口渴，下则肾燥淋结。前服八正五淋，只专治淋，而未知清水上源，滋益肺金，故不效，以二陈小柴胡加龙胆草、知母、木通、麦冬。雄按此法调之，清湿火则可。数剂全瘳。

《高子农医案·癃闭淋浊》：卢洪沅，俞巷年五十余，素嗜饮。丁巳四月，酒后为人所诱作狎邪游，小溲淋而溺管胀痛，就医未效。其同族某传与版方，煎药则生军，甲片、末药则血堆、轻粉、斑蝥，以致二便尽行，溲多至四十余次。就高医时，腹胀便难，右肾作痛。服其白术、猪苓、茯苓、泽泻、青皮、瓜蒌、麻仁、安桂、番泻叶、滋肾丸，不应。又服其补中益气、龙、牡、莲须、二苓、芡实，仍罔效，乃就余诊。脉象甚数，苔指腻如碱，小溲至六七十次，热痛而长，便解仍难，大腹坚硬，有时作痛。是酒湿气滞、梅毒药热胶固不解。初疏槐蕊、川楝、玄胡、香附、玄精石、鲜首乌、黄柏、知母、黑山栀、干蟾、大腹皮、当归龙荟丸。服五剂，溲数与便燥均减，惟少腹坚满，专火犹滞。前方去玄胡、腹皮，加青皮，鼠矢并服蓉草汁。午则食猪子肚三剂，漫之次数大减，自觉灼热，便尚不爽，因毒为其室所怨，则肝气不舒，再拟清肝理气，搜剔余毒。地肤子、白鲜皮、牡丹皮、冬葵子、忍冬藤、黑豆、绿豆衣、金铃子、鼠矢、知母、黄柏、清宁丸并服律草汁。遍身药性攻注，蕴毒尽出，溲数灼热均愈。

迨后未曾调摄，至九月，劳动嗜饮，白浊干腻，马口作痛。肾虚湿热，腰楚足酸，拟丸以缓调，以坚肾气而清湿火。生地黄、狗脊、莲蕊、黄柏、牡丹皮、盐水炒牛膝、猪苓、茯苓、山药、川续断、萆薢、泽泻、苦参、牡蛎、川楝子、龟甲研末，用猪脊髓捣，加炼蜜丸。早晚每服三钱。

张左戊午二月诊，凛寒里热，小溲淋痛，便艰不爽，脉数舌红，是肝火湿热蕴蓄膀胱。拟金银花、连翘、山栀、萆薢、龙胆草、黄柏、生地黄、小蓟、蒲黄、木通、海金沙、萹蓄、石韦、另当归龙荟丸。得溏解，淋痛也减，续予清热化湿而安。

张余龄，已未年五十九岁，嗜饮，秋间疟后，湿火下袭厥阴，患淋浊。寅卯阳举，刺胀剧痛，睾肿便艰，里热盗汗，诊脉濡数，苔黄。伏热在内，宜清厥阴。

白薇、龙胆草、牡丹皮、山药、黄柏、萆薢、地肤子、车前、鼠矢、通草、银柴胡、海金沙、金铃炭、当归龙荟丸。服后，淋爽便解，黎明阳利胀亦定。复加茅根、蓉草汁，数剂愈。

《沧洲医案》：汪，便秘溲窒且痛，脉弦湿热蕴蒸，治宜清化。瓜蒌仁、黑山栀、淡竹叶、通草、保和丸、火麻仁、车前子、生草梢、牡丹皮、泽泻。

《宋元明清名医类案·续编·王旭高医寨·小便》：肾开窍于二阴，前有淋浊之新恙，后有肠红之旧疾，皆由于阴虚而有湿热也。寓育阴于利水清热之中，猪苓汤合加味槐花散主之。茯苓、猪苓、阿胶、生地黄、槐米、枳壳、六一散、血余炭、侧柏炭。

治按：两证贯串一线，用药自然亲切。

《宋元明清医案，续编·叶天士医案·淋浊·溺血》：淋证愈后半年，交五六月复发，虽系肝腿部热，亦必是暑邪内蕴，六腑皆为之不利，胸腹如闷，溺色赤混如血，宜先清热，宣腑阳，然后再调本病。

（七）继发悬痈

急性前列腺炎治疗不及时多可诱发“悬痈”，其势迅猛，局部红肿热痛，2～3d 即可向前至耻骨区域，向后波及肛管直肠，下部会阴可全部溃烂。

1. 悬痈证治　《医说·神方·悬痈》：谷道外肾之间所生痈毒，

名为悬痈，医书所不载，世亦罕有知者。初发唯觉甚痒，状如松子大，渐如莲实，四十余日后始赤肿如胡桃，遂破，若破，则大小便皆自去，不可治矣。其药用横纹大甘草一两，截，长三寸许，取山涧东流水一大碗，井水、河水不可用，以甘草蘸水，文武火慢煮，不可性急，须用三时久，水尽为度，擘，视草中润，然后为透，却以无灰酒两碗，煮，俟至一半，作一服，温服之，初未便效验，二十日始消，未破者不破，可保平安，虽再进无害。

《外科理例·悬痈》：悬痈原系肝肾二经阴虚，须一于补，尤恐不治，况脓成而又克伐，不死何待。常治初起肿痛，或小便赤涩，先以制甘草一二剂，及蒜灸，更饮龙胆泻肝汤。若发热肿痛者，以小柴胡加车前子、黄柏、川芎、当归。脓已成，即针之。已溃，用八珍汤加制甘草、柴胡梢、酒炒黄柏、知母。小便涩而脉有力者，仍用龙胆泻肝汤加制甘草。小便涩而脉无力者，用清心莲子饮加制甘草。脓清不敛者，用大补剂，间以豆豉饼灸。或久而不敛者，亦用附子饼灸，并效。

《外科枢要》：悬痈，谓疮生于玉茎之后，谷道之前，属足三阴亏损之症，轻则为漏沥，尽气血而亡，重则内溃而即殒。若初起湿热壅滞，未成脓而作痛，或小便涩滞，用龙胆泻肝汤；肿焮痛甚，仙方活命饮，并以制甘草佐之，如此虽患亦轻，虽积亦浅。若不能成脓，或脓成不溃者，八珍汤补之。若脓已成者，急针之。若其生肌收敛，肾虚者，六味地黄丸；血虚者，四物加参、术；气虚者，四君加归、芎，脾虚者，补中益气汤；气血俱虚者，八珍汤并十全大补汤。若用寒凉消毒则误矣。

《外科正宗·悬痈论第三十四》：夫悬痈者，乃三阴亏损，湿热结聚而成，此穴在于谷道之前，阴器之后，又谓海底穴也。初生状如莲子，少痒多痛，日久渐如桃李，赤肿焮痛，欲溃为脓，破后轻则成漏，重则沥尽气血，变为痨瘵，不起者多矣。初起时元气壮实，宜用九龙丹泻去病根；稍虚者，内消沃雪汤利去湿热，亦有可消者，十中三四。如十余日后，肿势已成，不得内消，宜托里消毒散加山甲、皂角刺，服之自破。如肿高光亮，脓熟不破头者用针急破之，使脓一出，其患易安。如脓出之后，朝以六味地黄丸，午以十全大补汤加牡丹皮、泽泻温补滋阴。又有厚味膏粱，体气壮实者，初服龙胆泻肝汤，溃，服滋阴八味汤以清蕴热。体瘦房劳，气血虚弱者，初服八珍汤加泽泻、炙甘草，溃后，十全大补汤加牡丹皮、熟附子。脾弱者，补中益气汤以滋化源。日久成漏者，国老膏化汤吞服蜡矾丸。首尾误服寒凉，损胃伤脾，冰凝气血，以致患孔渐开，秽脓不止者，亦定变成虚羸痨瘵，终为难愈。

悬痈看法初起如松子，渐大若梅、李，红赤肿痛，光亮发热者轻。已成，高肿作痛，根脚不散，皮薄易破，脓成胀痛者易。已溃，脓稠而黄，气味不臭，焮痛亦消，痛止作痒者顺。初起色紫坚硬，根部漫肿，痛连臀膝，二便不利者重。已成，肿如黄瓜，紫斑腐烂，秽水无脓，痛甚气急者难。已溃，秽脓不绝，疮口开张，肉不红活，虚热食少者逆。

悬痈治法初起寒热如疟，喜覆衣被，口干，好饮热汤，宜当发散。已成，焮热作痛，内热口干，喜冷，大便秘涩者，微利之。日久内脓已成，不破头而胀痛者，急针之，法当补托。溃后脓水清稀，虚热不退，肿痛不消者，宜滋阴健脾。疮口不敛。饮食减少，余肿不消，新肉不生，峻补脾胃。（卷三・一九二页）

《济阳纲目・悬痈》：谷道中生疮，用水中荇菜，细捣，绵裹纳下部，日三次，即愈。

《医宗金鉴・外科心法要诀・下部》：悬痈毒生会阴穴，初如莲子渐如桃，三阴亏损湿热郁，溃久疮漏为疮劳。

注：此证一名骑马痈，生于篡间，系前阴之后，后阴之前屏翳穴，即会阴穴，系任脉经首穴也。……外治法按痈疽溃疡门。当戒房劳、怒气，鱼腥发物，慎重调理。

《杂病源流犀烛・前阴后阴病源流》：悬痈云者，痈形倒垂如悬物也。初觉肿痛，或小便涩滞，可药以散之。即或不散，虽成亦轻，虽溃亦浅。其不脓不溃者，可药以补之。其脓成者，急为针刺。如不能收敛，或因肾虚，或因血虚，或因气虚，或因脾虚，各随其虚而补之，自然毒散肌生。久成漏者，亦当药以补塞，始终宜服国老膏。若误用寒凉消毒之剂，必致不能收口，沥尽气血而死。重则内溃即殒，最轻亦成漏管。（卷二八・七六四页）

《疡科心得集・辨囊痈悬痈论》：悬痈生于肾囊之后，谷道之前，又名海底漏，最难收功。患此者俱是极虚之人，由足三阴经亏损，湿热结聚而发。……治法，初起肿痛而小便赤涩者，肝经湿热也，龙胆泻肝汤主之。若焮肿发热者清肝解毒，小柴胡去半夏、人参加车前、黄柏、芎、归、甘草。已溃者用八珍汤加制甘草、柴胡梢、酒炒黄柏、知母，切不可过用寒凉，损伤胃气。惟制甘草一药，名国老散，不损血气，不动脏腑，其功甚捷，最宜用之。

《外科真诠·下部·悬痈》：悬痈一名海底漏，生于肾囊之后，肛门之前，属任脉经会阴穴，由三阴亏损，湿热壅滞而成。初起红肿焮痛者，属阳易愈。若清冷坚硬，皮色不变者，属阴难治。宜按阴阳虚实调理，若耽延失治成漏者，宜服六味地黄汤加当归、白芍，伺服国老散，外用八宝珍珠散盖膏速为调理，方可保全。

《外科真诠·下部·穿裆发》：穿裆发生于会阴穴之前，肾囊之后，可照悬痈治法，但此系皮囊空处，凡生毒患宜速溃，倘遇根深迟溃，腐伤尿管，漏尿不能收敛者，至险。

《梅氏验方新编·前阴部》：囊痈，又名骑马痈，又名悬痈。凡觉玉茎后，谷道前肿痛，即多用生甘草煎浓汁，代茶饮之，多服为妙，以杀其毒，外用野紫苏叶即面青背紫者是，焙干为末，麻油调敷，早为消散最妙。（卷三·十九页）

《验方新编·海底》：悬痈，又名骑马痈，生在海底，初起细粒，渐大如桃李，俗呼偷粪老鼠。溃烂之后，一经房事走漏，即生管体，弱者患之更危，诸漏易医，独此难治，治则漏管过大难救。未成脓时用生甘草、熟大黄各三钱，酒煎空心服，一剂即愈。如已成脓，服醒消丸即愈。倘患色白者，服小金丹即愈，此林屋山人秘方也。

又方：用横纹生甘草一两，截数段，用水泡透，文火烘干，再泡再烘，以中心水润为止，切细，加当归--两，用酒煎服，日服一次，半月后方能消尽。

又方：溃烂久不收口，未生管者用水仙膏敷之，百发百中，已，生管者，照痈毒门诸疮生管各方治之。

《中国外科学大纲》：悬痈生于阴囊之后，谷道之前，若悬物然，故名，是足三阴亏损之症。此处肉理如缕，易溃难合。主治方

九龙丹：木香、乳香、没药、儿茶、血竭、巴豆不去油。上等分为

末，生蜜调成一块，瓷盒收贮；临用时，旋丸如豌豆大，每服九丸，空心，热酒一杯送下，行四五次，方食稀粥。肿甚者，间日再用一服自消。

滋阴八物汤：当归、生地黄、白芍药(酒炒)、川芎、牡丹皮、花粉各一钱，泽泻五分，甘草节一钱。水二盅，灯心草五十寸，煎八分，食前服。大便秘者，加蜜炒大黄一钱。

内消沃雪汤：治痈疽发背，内痈脏毒初起，坚硬疼痛者。青皮、陈皮、乳香、没药、连翘、黄芪、当归、甘草、白芷、射干、天花粉、穿山甲、贝母、白芍、金银花、皂角刺各八分，木香四分，大黄二钱。水酒各一碗，煎至八分，量病上下，食前后服之。

《性病·悬痈》：病状此症一名骑马痈，生于篡间，系前阴之后、后阴之前屏翳穴，即会阴穴，系任脉经首穴也。初生如莲子，微痒多痛，日久焮肿，形如桃李，其色红，作脓欲溃，若破溃深，久则成漏，以致沥尽气血，变为疮劳。

病因：由三阴亏损，兼忧思气结，湿热壅滞而成。

治疗初起气壮实，尚未成脓，小水涩滞者，宜用九龙丹泻去病根；稍虚者，仙方活命饮，利去湿热，如法治之，遇十证可消三四。如十余日后肿势已成，不能内消，宜服托里消毒散，或托里透脓散，自破。如不破，肿高光亮胀痛者，用卧针开之，秽脓一出，其肿全消者顺。朝服六味地黄丸，午服十全大补汤温补滋阴。又有过食膏粱厚味，气实者，初服龙胆泻肝汤，溃服滋阴八物汤。又有房劳过度，羸弱者，初服八珍汤，溃服十全大补汤。脾虚不食，六君子汤。日久成漏者，国老膏化汤，送服琥珀蜡矾丸。当戒房劳、怒气、鱼腥发物，慎重调理。

2. 悬痈方 《普济方·下部疮门·总论》：黄白散治近谷道四畔，时复生泡，痒而生痛。无非风毒流行，去风干水足矣。

黄柏皮，黄连去须，白矾煅过，白蛇皮烧灰，各等份。上为细末重筛，入麝香、腊茶末各少许，和匀，津唾调涂。过痒抓破，水出即涂，如水多即干掺。

黄柏散：治揩裆。上先用热温水洗过，揩痛处。却用黄柏皮末一钱，和匀，新米泔调涂。或用新米泔调服三五服。

《仁术便览·骑马痈》:一方骑马痈在肾囊下谷道上者。用大粉草连节四两,长流水涧水一碗。以甘草炙,淬水尽为度,焙为末,入皂角灰少许,作四次煎服。

败毒流气饮:治悬痈。人参、桔梗、枳壳、甘草、防风、柴胡、川芎、羌活、白芷、乌药、紫苏上水一盅半煎,空心温服。

追毒散:人参、黄芪、厚朴、甘草、防风、柴胡、川芎、羌活、桔梗、乌药、苦参汤加横纹甘草:苦参一钱,车前子七分,通草七分,木通七分,泽泻六分,龙胆草六分,萹蓄六分,猪苓七分,淡竹叶一钱,巴戟七分,何首乌七分,知母八分,黄柏八分,天花粉七分,槐花七分,横纹甘草五钱,白芍六分。

制横纹甘草法:以溪涧长流水一碗,河水、井水不用,以文火慢慢蘸水炙,约自早炙至午后,炙令水尽,不可性急,劈开甘草,见心中觉水润,然后为透。细剉,却用无灰好酒二碗,入上件,甘草煎至一碗,温服之,二三服可保无虞。此疾初发时如松子大,渐如莲子大,十日后始觉赤肿如桃李,如碗,若破难治。服粉草,惟不能急消,过二十日必消尽矣。上水二钟煎,空心服。

《外科正宗·悬痈论第三十四》滋阴八物汤:治悬痈初起,状如莲子,红赤渐肿,悠悠作痛者。川芎、当归、赤芍、生地黄、牡丹皮、天花粉、甘草节各一钱,泽泻五分,大黄便秘加一钱,水二盅,灯心二十根,煎八分,食前服。

炙粉草膏:治悬痈已成,服药不得内消者。服之,未成者即消,已成者即溃,即溃者即敛。此治悬痈良药也。大粉草四两,用长流水浸透,炭火上炙干,再浸再架,如此三度,切片。甘草三两,当归身三两,水三碗,慢火煎至稠膏,去渣再煎,稠厚为度。每日三钱,无灰好酒一大杯,化膏,空心服之最妙。

还元保真汤:治悬痈已溃,疮口开张,脓水淋漓,不能收敛者。当归、川芎、白芍、熟地黄、白术、茯苓、人参、黄芪各一钱,牡丹皮、枸杞子各八分,炙甘草、熟附子各五分,肉桂、泽泻各五分。水二盅,煨姜三片,大枣二枚,煎七分,食前服。

滋阴九宝饮:治悬痈,厚味膏粱,蕴热结肿。小水涩滞,大便秘结，内热口干，烦渴饮冷，以及六脉沉实有力者服。川芎、当归、白芍、生地黄、天花粉、知母、黄柏、大黄各二钱，水二盅。煎八分，空心服。

《济阳纲目·悬痈》加味十全大补汤：治悬痈，溃而不敛，或发热，饮食少思。

人参、黄芪（盐水炒）、白术（炒）、茯苓、熟地黄（酒浸），中满减，五分，当归（酒浸）、川芎、芍药（炒）各一钱，肉桂、麦冬、去心五味子（捣炒）、甘草（炒）各五分。上剉，一剂用水二盅，煎一盅，食前服。茎肿加青皮，发热加黄芩、柴胡，日晡热加黄芩、地骨皮；小便赤加酒制知母、黄柏，小便涩加车前子、山栀子，俱炒。

清心莲子饮：治悬痈势退，唯小便赤涩。

黄芪、人参、石莲子去心、赤茯苓各七钱半，黄芩五钱，车前子炒，麦门冬去心，地骨皮，制甘草法见前，生甘草各二钱半。上剉，每服一两，用水二钟，煎八分，食前服。

《良方集腋·疽门》悬痈：由于三阴亏损，湿热结聚而成，在谷道之前，阴器之后，即海底穴也。初生状如莲子，少痒多痛，日久渐成，如桃李赤肿焮痛，溃后轻则成漏，重则沥尽气血，变为劳瘵而不起者多矣。粉甘草四两，长流水浸透，炭火上炙干，再浸再炙，如此三度，切片净三两当归三两。上二味以水三碗，慢火煎浓，去渣，再煎稠厚为度，每服三钱，无灰热酒一大杯，空心化服，未成者即消，已成者即溃，即溃者即敛，不问寒热，乃治悬痈之良药也。

3. 悬痈病案　《外科理例·悬痈》：一人谷道前患毒，焮痛寒热，此肝经湿热所致，名曰悬痈，属阴虚。先以制甘草二服，顿退，再以四物加车前，青皮，甘草节，酒制黄柏，知母，数服而消。

一人年逾五十，患悉痈。脓清脉弱，此不慎酒色，湿热壅滞而然。脓清脉弱；老年值比，何以收敛？况谷道前为任脉发原之地，肝经宗筋之所予辞，果殁。治此痈唯涧水制甘草有效。已破者，兼十全大补汤为要。

一人患此，焮痛发寒热，以小柴胡汤加制甘草二剂少退，又制甘草四剂而消。大抵此症属阴虚，故不足之人多患之，寒凉之剂，不可过用，恐伤胃气。唯制甘草一药，不损气血，不动脏腑，其功甚捷。

一人脓熟不溃，胀痛，小便不利。急针之，尿脓皆利，以小柴胡汤加黄柏、白芷、金银花，四剂痛止，以托里消毒散数剂而愈。

常见患者多不肯针，待其自破，殊不知紧要之地有脓，宜急针之，使毒外发，不致内溃，故曰开户以逐之。凡疮若不针烙，毒气无从解，脓瘀无从泄。今之患者，反谓紧要之处，不宜用针，何相违之远耶。

一人脓清不敛，内有一核，以十全大补汤加青皮、柴胡、炙甘草，更以豆豉饼灸，核消而敛。

一人久而不敛，脉大无力，以十全大补加五味，麦冬，灸以豆豉饼，月余而愈。

一老年余而不敛，诊脉尚有湿热，以龙胆泻肝汤二剂，湿退，以托里药及豆豉饼灸而愈。

一人脓熟不溃，脉数无力，此气血俱虚也。宜滋阴益气血之药，更针之，使脓毒外泄。彼反用败毒药，致元气愈虚，疮势愈盛，后溃不敛，竟致不救。

《外科正宗·悬痈治验》：一男子结肿四日，作痒微痛，以九龙丹一服，利五六次，其肿。渐消，又以四物汤加花粉、黄柏、知母而愈。

一男子患此十余日，焮肿作痛，至晚发热尤甚，又兼小水不利，以龙胆泻肝汤二服，小水稍通，微痛不止，此欲作脓，以托里消毒散加穿山甲、皂角刺、泽泻，二服而脓出，又以十全大补汤服之月余而敛。

一男子患此，肿甚胀痛，此内脓已成，即针之，去臭脓碗许，疼痛顿减。以十全大补汤十余服而饮食渐进，焮痛也消。唯疮口原淡之甚，不易完合，间用炙甘草吞蜡矾丸，外以附子饼灸之，调理三月而愈。

一男子素有痰火，久服降下之药，致此结半年外而得始安。

《续名医类案·悬痈》：魏玉横治江云溪兄，初春患痔，即令服一气汤加减，不信，致卧月余，后遂成管，冬月复患悬痈。初期如大豆，半月来大如鸡卵，按之甚痛，行动有防，幸未服药，脉之唯左关尺略大而微，此脓尚未成也。仍与一气汤加减，大生地、麦冬、北沙参、甘杞子、生米仁、蒌仁、牡丹皮、地丁等，令服八剂，二剂知，四剂消半，八剂完而痊愈。

马铬鞠治淡公武患跨马痈，外势不肿毒内攻，脓多疮口甚小，突出如指大一块，触之痛不可忍，多饮寒剂、敷凉药，毒内攻，胃气俱损，令尽去围药，洗净疮口，但用一膏药以护其风，用大剂黄芪、山药、生地黄、白芷、牛膝、米仁、金银花，杂以健脾药，十余剂服尽，再数剂肉长，突者平矣。后服六味丸斤许，精神始复。

柴屿青以省觐舟行，舟人患骑马痈，哀号痛楚，怜而治之。先用六归汤，十余剂，外贴回生膏，日令其以药水勤洗，继惟十全大补汤。因贫人苦无力购参，携有扁党参，给予半斤，始备药。又用玉蟾生肌散，人参末敷患处，调理月余而愈。

薛立斋治一弱人，谷道前结核如大豆许，劳则肿痛，先以十全大补汤去桂枝加车前、麦冬，酒炒黄柏，知母少愈。服炙甘草渐愈。即国老膏，仍以四物车前之类而消。

一男子患悬痈，焮肿发热，以龙胆泻肝汤二剂及制甘草四剂而溃，再用滋阴之剂而愈。若服未成，以葱炒熟敷上，冷则易之，隔蒜灸之也可。数日不消或不溃，或溃而不敛，以十全大补汤加柴胡梢为主，间服制甘草并效，若不保守，必成漏矣。

一男子患悬痈，服坎离丸及四物知柏之类不应，脉浮洪，按之微细，以为足三阴之虚，用托里散及补阴八珍汤愈，又用六味丸补中益气汤。调补化源，半年而愈。大凡疮疡等症，若肾经火气元盛，致阴水不能生化，而患阴虚发热者，宜用坎离丸，取其苦寒，能化水中之火，令火气衰而水自生。若阳气衰弱致阴水不能生化。而患阴虚发热者，宜用六味丸，取其酸温能生火中之水，使阳气旺而阴自生。况此症属肾经精亏损者。十有八九，属肾经阳气元盛者，十无一二。然江南之人，患此者多属脾经阴血亏损，元气下陷，须用补中益气汤，升补阳气，使阳生而阴长。若嗜欲过多，亏损真阴者，宜用六味丸补肾经元气，以生精血，仍用补中益气汤，以培脾肺之生气，而滋肾水。经云：阴虚者脾虚也，但多认为肾经火症，用黄柏知母之类，复伤脾肺，绝其化源，反致不起，惜哉。

通府张敬之患悬痈。久不愈，日晡热甚，作烦渴而喘，或用四物汤知柏之类，病益甚，肢体倦少食，大便不实，小便频数。问何故？

曰：此肺虚之症。前药复伤而然。遂用补中益气加茯苓、半夏数剂，饮食渐进，症渐减，更加麦冬五味调理乃痊。经曰脾属太阴，为阴土而主生血。故东垣曰，脾虚元气下陷，发热烦渴，肢体倦怠等证，用补中益气汤，以升补气而生阴血，若误认为肾虚火盛，而用四物知柏之类，反伤脾胃生气，是虚其虚矣，况知柏乃泻阳损阴之剂，若非膀胱阴火盛而不能生阴水，以致发热者，不可用也。

薛立斋治尚宝鲍希，传足发热，服四物知母、黄柏之类年余，患悬痈，唾痰，作渴饮汤，其热至膝，更加芩连二陈，热痰益甚，问故，曰：此足三阴亏损，水泛为痰。寒凉之药，伤胃而甚耳。遂朝用补中益气，夕用六味丸，间佐以当归补血汤半载乃愈。

上余刘克新，悬痈溃后作痛，发热口干，小便赤色。自用清热消毒之药不应，左尺洪数，此阳气盛而阴气虚也。先用四物汤加知母等诸剂，泻其阳气，使阴自生，数剂诸证渐愈。后用益气汤地黄丸，补脾肺滋肾水而愈。

一儒者患悬痈，小便赤涩，劳则足软肿痛，发热口干苦燥，体倦，日晡益盛，此气血虚而未能溃也。遂用八珍加麦冬山药，倍用炙甘草，数剂诸证悉退。但患处肿痛，此脓内焮也，又五剂脓自涌出。又五十余剂而疮口将完。又因劳役且停药，寒热作渴，脓多肿痛，用补中益气汤，加炒栀，二剂少愈。又以八珍汤加麦冬五味，百余剂肿痛悉去。喜其慎起居，节饮食，常服补剂而安，但劳则脓出一二滴，后惑于他言，内用降火，外用追蚀，必其收敛，致患处大溃，几至不起，乃补而愈。

一男子悬痈肿痛，小便赤涩，以加减龙胆泻肝汤加炙甘草二剂少愈，以参芪归术知柏制甘草，四剂而溃。更以四物汤加知柏参芪制甘草而愈。

一男子患悬痈，久而不敛，脉大而无力，以千金大补汤加五味，麦冬，灸以豆豉饼，月余而愈。

一老人患悬痈、年余不敛。诊其脉尚有湿热，以龙胆泻肝汤，二剂湿退，乃以托里药及豆豉饼灸之而愈。

一男子患此证，肿痛发热，以小柴胡汤加黄连、青皮，四剂少愈。

更以加减龙胆泻肝汤而消。

一男子患悬痈，脓不溃胀痛，小便不利，急针之，尿脓皆利，更以小柴胡汤加黄柏、白芷、金银花，四剂痛止。以托里消毒四剂而愈。常见患者多不肯用针，待其自破，殊不知紧要之地。若一有脓，宜灸针之，使毒外发不致内溃。故前人云：凡疮若不针烙，毒邪无从而解，脓瘀无从而泄。又云：宜开户以逐之，今之患者，反谓地部紧要而不用针，何其悖哉。

又案：一男子悬痈，脓熟不溃，脉数无力，此气血俱虚也。欲治以滋阴益血之剂，更针之使脓外泄，彼不从。仍用降火散毒药，致元气愈虚。疮势益甚，后溃不敛，竟至不救。夫悬痈之证，原系肝肾二经，阴虚虽一于补，尤多不治；况脓成后又克伐，不死何矣。常治初起肿痛，或小便赤涩，先以制甘草一二剂，以及隔蒜灸，更饮龙胆泻肝汤。若发热肿痛者，以小柴胡汤加车前、黄柏、芎归。脓已成即针之。已溃者，用八珍汤加制甘草、柴胡梢、酒炒知母、黄柏。小便涩而脉有力者，仍用龙胆泻肝汤加炙甘草。小便涩而无力者，用清心莲子饮加炙甘草；脓清不敛者，用大补之剂，间以豆豉饼灸之。久而不敛者，用附子饼灸之并效。

又案：薛立斋治一男子患悬痈，焮痛发寒热，以小柴胡汤加炙甘草，二剂少退，又用炙甘草四剂而消。大抵此症属阴虚，故不足之人多患之。寒凉之药，不可过用，恐伤胃气。唯炙甘草一药，不损气血，不动脏腑，其功甚捷，最宜用之，不可忽也。

又案：薛立斋治黄吏部，谷道前患毒，焮痛寒热，此肝经血虚湿热所致，名曰悬痈，属阴虚症。先以制甘草，二服顿退。用以四物加车前子、青皮、甘草节、酒制知柏，数服而消。

二、精　浊

慢性前列腺炎是成年男性的常见病、多发病，以发病缓慢，病因病理复杂，症状表现多样化，病程迁延、反复发作、经久难愈为临床特点。慢性前列腺炎分为细菌性和无菌性两类，但两者均有慢性前列腺炎的临床症状和体征，且前列腺都有一定的异常改变，其差别就在于细菌性前列腺炎常可查到致病菌，而无菌性前列腺炎却查不到病原菌。

慢性前列腺炎属中医“精浊”“淋浊”“白浊”“劳淋”等范畴，目前大多采用“精浊”。精浊按其主要症状的不同分为以下证型：以尿频、尿急、尿灼痛，苔黄腻为主要症状的归为湿热蕴结证型；以会阴、少腹等处胀痛，舌紫或瘀斑为主症的归为气滞血瘀证型；以尿末滴白，遗精、血精，腰膝酸软，性欲旺盛，舌红少苔为主症的归为阴虚火旺证型；以阳痿，小便清长，形寒肢冷，腰膝酸软，舌淡胖为主症的归为肾阳虚损证型。此外，当代医家又提出从肝、从脾、从精室、从血瘀等论治前列腺炎的诸多观点，继承并阐发了中医诊治精浊的理论与方法。下面将对上述分类和论点进行详细分析。

（一）病因

前列腺炎相当于中医的“精浊”。精浊指尿道口经常有精液溢出的生殖系的炎症性疾病，此处所指的精液并非真正意义上的性高潮后射出的可以与卵子结合形成受精卵的精液，而是“败精”，相当于西医的前列腺液。精浊同样具有尿频、尿无力等排尿异常症状；少腹、会阴不适等疼痛综合征；阳痿等性功能异常；焦虑烦躁等精神异常。在此，我们只分析精浊的下尿路症状。

外感六淫邪气，郁闭上焦肺卫。卫表开阖失司，津液不能布散，则三焦水道不利，水气停滞，小便焉有通利之理，故小便下之不利，甚或不通。继之治疗不当，发散不及，则邪热存积，循经入里化火，稽留膀胱，则尿频、灼痛又出；或发散太过，耗气伤津，肺失通调水道，虽言气化则能出矣，奈何津伤无物可出，气伤无力推动，少尿、尿无力由生。

饮食不节，肥甘厚味滋腻生湿；又嗜好饮酒，胃热之上再填火毒。湿热困脾，运化不及，中焦枢纽失司，不能上达下行，则可见口干、小便频涩。又外合湿热之邪，则五谷精微由下而泻，腐臭秽浊从上而出，非但耗气伤津，亦不能泌别清浊，尿何由来，三焦焉能得利。

房劳过度，精髓几乎耗尽，精室空虚，内外之邪并进，循精道而入，则精气血津液又损，邪扰精室可伴见血精，扰尿脬则伴见血尿。

或相火妄动，性欲频萌，而不能遂愿；或虽行房，强忍不泄，肾火郁灼，则生败精，可见尿末滴白。这些都是不能自制，又合并外邪，致使清浊不分引起的疾病。

若经常隐忍二便，亦可使气机水液输布紊乱，该下时不能下，想下时亦下之不畅矣。犹如奔流之水，筑坝截断，水必挣扎后改道而去，留下淤泥浅滩；即使拆坝放行，奔流乃成小溪，点滴无力，若想再使之奔腾，则水道必须通利。所以治疗尿线细、尿无力、尿不尽、尿滴沥，必须通利三焦，特别是疏通水坝近处淤泥，即恢复膀胱气化。

忧愁相思，惊悸恐惧，首先伤气生郁。肝郁气机不利，日久致血随气滞为瘀；肝郁化火，耗伤元阴，使肝肾精血亏虚；肝木克土，脾失健运，气血生化乏源，且又酿湿生痰化热，重复以上病机。

久病气血阴阳俱虚，气虚不能行水，阴虚不能化阳，阳虚火势衰微。则水气无力正常输布，清轻不能上达，重浊不能下泄，精浊伴见虚证症状。

综上所述，精浊下尿路症状的病因简言之为：外邪侵袭，饮食内伤，房欲过度，隐忍小便，精神情志不佳，久病体虚 6 个方面，每条又可细细拆分，几乎涵盖了所有的病因。

将其病因详细归纳为以下几个方面。

1. 病因　病因乃是指破坏人体相对平衡状态而导致疾病发生的原因。对人体而言，其发病与否，发病后的病理机制、病势等，主要取决于致病因素的强弱和自身正气的盈亏及正邪相争的结果，前列腺的发病及病机同样遵循这一基本规律。另外，男性自身的生理、病理特点也常反映出一些特殊的病因、病理特征。

在临床上，外感病因中的湿、热、寒三者是前列腺疾病的常见原因；但风、暑、燥等也和前列腺疾病有一定的关系。

(1)寒邪：寒为阴邪，主凝滞、收引。《素问·痹论》曰：“痛者，寒气多也，有寒故痛也。”男科的许多疾病由寒邪引起，如寒袭肝脉，脉络收引、血运不畅可致少腹胀痛、睾丸坠胀等，正如《素问·举痛论》所云：“寒气客于厥阴之脉，厥阴之脉者，络阴器系于肝，寒气客于脉中，则血泣脉急，故胁肋与少腹相引痛矣。”精浊患者常因感冒受凉而发病或导致其复发或加重，亦是寒邪致病的典型表现之一。

（2）湿邪：湿邪是前列腺疾病的主要致病因素之一。湿性黏滞、重浊，阻碍气机、易伤阳气。湿性趋下，“伤于湿者，下先受之”（《素问·太阴阳明论》），故其病位多在下焦。男科许多疾病如阴囊潮湿痛痒、疮疡痈疖、小便不利、淋浊、癃闭、阳痿等皆与湿邪有关，且湿邪为病多病程较长、缠绵难愈。如精浊病程长，症状缠绵，反复难愈，即为湿邪为病的典型特征之一，其病位在下焦，符合湿性趋下的特征，其症状常表现为小便不爽，尿末滴白，下腹、会阴、腰骶、生殖器等部位胀痛等，又符合湿邪黏滞、重浊、阻碍气机等特征。所以，现代中医学对许多男科疾病病因的认识，常常责之于湿邪为患。湿邪为患，常夹风、夹寒、夹热、夹痰、夹瘀，其中最主要的有湿热、湿瘀、寒湿等。

（3）热邪：热为阳邪，易耗气伤阴、动血生疡，且有发病急、变化快等特点。男科的很多疾病与热邪有关，但由于热邪损及脏腑不同及感受热邪的途径不同，故其发病特点不同，如外感热邪或六淫化火，可致睾丸肿痛，茎中痒痛，外阴湿疹瘙痒，外阴疮疖；脏腑气血失调或五志化火所致内生热邪，则可见阳痿、阳强、血精、白浊、遗精、淋证、尿频、尿痛、尿急、小便黄少淋浊、瘙痒等，并常伴发热、红肿、热痛、舌红、脉数等实热或潮热盗汗、咽干、舌红少苔等虚热表现。同时，热邪又易与湿邪合并为患，湿热之邪，为前列腺病的常见病因之一。

2. 情志因素　情志失调是前列腺疾病的一个重要病因，情志又同时受到病情的影响，由于精浊等病缠绵难愈，心理压力逐渐增大，形成恶性循环。中医学认为：当突然、强烈、持久的情志刺激，超过了人体的生理承受范围，就会导致机体气机紊乱、脏腑气血阴阳失调而发病，称之为“情志内伤”。人的情志活动以五脏为基础，而异常的情志活动又会影响人体的脏腑功能，导致疾病发生。《丹溪心法》云：“气血冲和，万病不生，一有怫郁，诸病生焉。故人身诸病，多生于郁。”对前列腺而言，忧思过度可致气结、气郁，久而可致血瘀，气血瘀滞，积于精室，发为精浊。若忧思过度而伤脾，脾伤则气血化源不足，气虚则鼓动乏力，则可伴出现阳痿不举或举而不坚、不久，血少则精室空虚，而现精少、弱精。惊恐伤肾，肾失藏失固，而现早泄、遗滑、阳痿,《灵枢·本神》云:“怵惕思虑者则神伤,神伤则恐惧流淫而不止。”由于前列腺疾病较难治愈,常常反复,且疗程较长,患者精神负担过重,而产生焦虑、烦躁、怀疑,部分可导致男性性功能障碍,反过来又加重了情志的不良刺激。因此,情志因素虽不是绝大多数男科疾病的直接原因,但常常成为病情加重或复发的重要因素之一。现代医学研究也证实很多男科疾病如男性性功能障碍、慢性前列腺炎等患者可能有情感障碍和不同程度的社会心理或性心理异常。

3. 生活因素

(1)手淫:中医学认为,恣意手淫,戕伐太过,会导致气损血伤,宗筋受损,心肾两虚,肾精亏耗,发为精浊、体虚、早泄、遗滑、阳痿诸证。西医学认为,手淫是人体在性冲动时自我发泄性欲的一种行为,适度的手淫有利于性压力的宣泄,缓解机体的性紧张,且能促使包皮向上翻开,促进龟头和阴茎的发育,有利于性发育和性心理的成熟。但过度手淫可使前列腺反复充血,导致前列腺内微小血管破裂,从而引发炎症。综上所述,其危害与否总在于“过度”二字。

(2)房劳过度:所谓房劳过度,是指性生活不节制,过度频繁,恣意妄为,以致肾精过度损耗,肾中精气亏虚,发为精浊、早泄、遗滑、阳痿、体质虚弱等。

(3)性事不洁:包括个人不卫生、性生活不卫生和不洁性行为。良好的个人卫生习惯是男性生殖健康的必要保证,个人卫生不良,如包皮过长且不及时清洗,就易致包皮龟头炎,逆行感染可导致尿道炎、前列腺炎。不洁性行为又易感染多种性传播疾病,并通过尿道逆行感染,发为生殖系多种疾病,与精浊合病,缠绵难愈。

(4)饮食不节:是指饮食不节制、不卫生、饮食偏嗜等可导致精浊。如饮食过于辛辣,易生燥生热,燥伤阴血,热扰精室,发为精浊、梦遗、早泄等;若偏嗜寒凉,可损伤脾肾阳气,出现小便清长、精冷不育;饮食肥甘或长期酗酒者,肥甘厚味和酒均能生湿生热,湿热内生,流于下焦,可致淋浊、阳痿。

(5)久坐劳伤:久坐对会阴部的长时间压迫,可致前列腺血运失畅,气滞血瘀而发病,出现耻骨、会阴部麻木、疼痛。

4. *血瘀因素* 血瘀是前列腺疾病的又一重要病因。血瘀既是一种病理产物,同时又是一种致病因素,临床上很多男科疾病和瘀血有关,常常表现有局部的疼痛不适,痛处固定不移,且常常以胀痛、刺痛等为特征,如大量慢性前列腺炎患者表现为会阴部、下腹、腰骶等部位的疼痛;精索静脉曲张患者常表现为阴囊部位的坠胀疼痛;慢性附睾炎患者常表现出睾丸局部的疼痛等。究其原因主要是局部发病后气血不畅,日久致瘀;病变部位气血瘀滞,反过来又加重病情,或成为病灶,一遇诱因,即致复发。瘀血常常与其他病因相合,常见的是瘀血与湿热相合,即湿热夹瘀,其次为气滞血瘀。

5. *其他因素* 有关中医精浊的其他方面的病因还有如医源性因素,社会认识,以及舆论、广告等对本病夸大其词的不负责任的宣传误导等。多与上述病因相合,形成复合病因。

(二)病机

病机是指疾病发生、发展、变化的机制,即在病因的作用下,导致机体藏腑功能失调,气血津液失运失化,机体阴阳失衡。精浊的病机特点主要表现为以下几个方面。

1. *气血方面* 精浊的气血病机主要有以下几个方面。

(1)气虚:气虚是当元气亏耗、功能不足时,机体抗病能力下降的一种病理状态。主要因先天禀赋不足或后天长期营养不良、长期过劳、久病重病致脏腑虚损等,以致气的生成不足,其表现主要有尿频、早泄、遗精、滑精、白浊、性功能下降等。

(2)气陷:是指气虚升举无力而表现出来的一种病理状态,是气虚的一种特殊表现形式,其表现主要有尿频、白浊、滑精、颓疝、藏器下垂、性欲下降等。

(3)气郁:气郁是指机体脏腑、组织、经络等的某一部位气机阻滞、运行不畅所导致的一种病理状态,主要表现为情志不舒、痰饮、血瘀、食积内阻等。如因情志失调,痰湿内蕴、湿热郁阻等导致下焦气机不畅而气郁、气滞,日久则致下焦血运不畅,发为血瘀,终为下焦气血瘀滞,其表现以胀痛和痛处固定为典型特征。气郁日久,又可化火生热、生风,变生他证。另外,疾病日久,还可导致气虚,若气虚失摄失固，可出现滴白、尿频、早泄等慢性前列腺炎的临床表现。

（4）血虚：血虚是指机体营血亏虚，脏腑、经络及组织器官失养而出现的一种病理状态。对精浊而言，主要因久病、思虑过度、情志不舒和脾胃虚弱生化不足等所致，常表现为血精、面色萎黄、乏力、神疲等。

（5）血瘀：血瘀指机体血液运行不畅甚至受阻而瘀积于经脉或器官之内的一种病理状态，主要因气虚、气滞、热结、寒凝和外伤等所致。

2. *脏腑方面*　精浊的病机在脏腑方面主要与肝、脾、肾、膀胱等关系最为密切，脏腑功能失调，是精浊机制的主要方面。精浊的病程往往较长，且常与多个脏腑功能失调有关。如肾虚失固，封藏无权，精关不固致尿末滴白，淋浊，小便带精，早泄，滑精，腰膝酸软等。淋浊的发生与肾虚及膀胱湿热关系最为密切。有关膀胱的病机，多与肾有关，其主要病机为膀胱气化失司，多为湿热蕴积膀胱所致，正如《诸病源候论·诸淋病候》中所云："诸淋者，由肾虚而膀胱热故也"，并指出"肾虚则小便数，膀胱热则水下涩。数而且涩，则淋沥不宣"。湿热日久，必致局部气血失畅，发而为瘀，而现湿热夹瘀之征，除湿热表现外，尚有会阴尿道等部位的胀痛、刺痛及直肠指检前列腺质地较硬、包膜粗糙及压痛等血瘀表现，临床上湿热夹瘀是精浊最常见的病机之一。肝主疏泄，喜条达，如郁怒伤肝，肝失疏达，易致气机郁滞，久则血脉失畅，而现气滞血瘀之征。或有气郁化火，气火郁于下焦，表现为肝经循行部位的症状如少腹、会阴、阴囊、腹股沟等的坠胀疼痛、牵引疼痛等，或为胀满不适，如精索静脉曲张、前列腺炎等。脾主运化，为气血生化之源，脾虚易生湿生痰，痰湿积郁下焦，致局部气血不畅，复加痰湿郁阻，发为局部硬结、胀痛、小便淋漓不畅、尿末滴沥等慢性前列腺炎的常见症状。慢性前列腺炎由于病程较长，在治疗过程中长期服用中西医药物，常常有碍脾胃功能，如长期应用抗生素、长期使用清热除湿、活血化瘀的中药或中成药，极易导致脾虚，脾虚日久，累及肾虚，以致脾肾两虚，使上述症状日益加重或反复。因此，临床上应高度重视医源性致病因素。

3. 经络方面　冲、任、督三脉均起源于男子精室，冲、任二脉下络阴器，上行于躯体之前，其病机主要为经络气血瘀滞、气血虚弱等。由于三脉与肾的关系非常密切，且气血又与肝脾相关，因此在临床上常将经络病机纳于藏腑病机（肾、肝、脾）中予以考虑，较少单纯考虑经络病机。

（三）辨证论治

1. 湿热蕴结证

（1）主要证候：尿频、尿急、尿痛，有灼热感，排尿或大便时尿道有白浊溢出；会阴、腰骶、睾丸有坠胀疼痛；苔黄腻，脉滑数。

（2）辨证分析：外感湿热之邪，壅聚下焦，或由饮食不节，嗜食肥甘厚味，辛辣醇酒，酿生湿热，蕴于下焦，故见尿频、尿急、尿痛，排尿时尿道灼热；湿热蕴结，精室瘀阻，清浊不分，故尿道口可有白浊溢出；气血瘀滞，不通则痛，故见疼痛症状；舌、脉亦呈湿热之象。

（3）治则：清热解毒，利尿通淋。

（4）方药

①八正散。方用：木通 9g，瞿麦 9g，车前子 9g，萹蓄 9g，滑石 12g，炙甘草 6g，山栀子 9g，大黄 12g。水煎，分 2 次服。

方中木通、车前子、萹蓄、滑石、山栀子等清热利湿，大黄泻热通便，使湿热从水道而解。炙甘草调和诸药。

可加虎杖 9g，败酱草 15g，以解毒泻火；萆薢 15g，土茯苓 15g，以泌别清浊。

②程氏萆薢分清饮。方用：川萆薢 9g，石菖蒲 3g，黄柏 3g，茯苓 6g，白术 6g，莲子心 6g，丹参 9g，车前子 9g。水煎，分 2 次服。

方中萆薢、石菖蒲除湿而分清化浊；黄柏清热燥湿；白术健脾燥湿；丹参活血和血；莲子心固肾精；茯苓、车前子引湿热从水道而出，如此湿热去而清浊分，则诸证可愈。

2. 气滞血瘀证

（1）主要证候：少腹、会阴、睾丸坠胀不适，或有血尿，血精；舌质紫或瘀点，苔白或黄，脉沉涩。

（2）辨证分析：湿热壅滞致气血不畅，或久病入络，气滞血瘀，故见会阴、下腹、睾丸坠胀不适；气血瘀滞，络破血溢，故有血尿，血精；舌、苔、脉为瘀滞之象。

(3)治则：活血化瘀，行气导滞。

(4)方药

①沉香散。方用：沉香 24g，王不留行 24g，滑石 24g，石韦 15g，赤芍、白芍各 12g，川楝子 12g，陈皮 12g，延胡索 15g，当归 24g，茯苓 12g。共为细末，每次服 10g，空腹白水送下，每日 1～2 次。或按上方比例改为每日量，水煎，分 2 次服。

方中赤芍、延胡索、王不留行活血化瘀通络；陈皮、沉香、川楝子理气解郁，气行则血行；石韦、滑石、茯苓清热利湿通淋；当归、白芍养血和血。诸药合用，则理气化瘀，利湿导滞。

②前列通汤(经验方)。方用：穿山甲、皂角刺、三棱、莪术、生蒲黄、萆薢各 9g，土鳖虫、地龙、瞿麦、石韦、黄芪各 6g，蜈蚣 2 条。水煎，分 2 次服。

方中山甲、皂刺活血化瘀通经为主药；臣以三棱、莪术破瘀活血；地龙、蜈蚣、生蒲黄、土鳖虫共佐活血之力；瞿麦、石韦、萆薢利尿通淋，配黄芪以益气，使活血而不伤正。

3. 阴虚火旺证

(1)主要证候：腰膝痠软，头晕目眩，失眠，多梦，遗精或血精，阳事易兴，排尿或大便时尿道有白浊滴出；舌红，少苔，脉细数。

(2)辨证分析：精浊日久耗伤肾阴，或素体阴虚，或房劳伤肾，故见腰骶酸痛，会阴及小腹隐痛；阴虚内热，热扰膀胱，气化不利故见尿浊，阴虚内热故见头晕眼花，盗汗遗精；舌、苔、脉为阴虚内热之象。

(3)治则：滋阴清热，利湿导浊。

(4)方药

①滋阴降火汤。方用：生地黄、熟地黄各 12g，麦冬 9g，天冬 9g，当归 9g，白芍 9g，黄柏 9g，陈皮 6g，白术 6g，知母 6g，甘草 6g，生姜 6g，大枣 5 枚。水煎，分 2 次服。

方用二地滋补肾阴，二冬生津润燥；当归、白芍养血柔肝；陈皮、白术健脾燥湿，以制滋阴之腻；黄柏、知母清泻相火，直折其热；甘草和中调药，姜枣调和营卫。诸药相伍，共成滋阴降火之功。

②大补阴丸合二至丸加味。方用：知母 9g，黄柏 9g，熟地黄 15g，龟甲 15g，女贞子 15g，墨旱莲 15g。水煎，分 2 次服。

方中知母、黄柏清泄相火；熟地黄、龟甲滋补真阴，二至丸加强滋阴之力。全方相伍，滋阴清热，正合病机。

可加萆薢 15g，石菖蒲 15g，以分清化浊。

4. 肾阳虚损证

(1)主要证候：头晕神疲，腰酸，膝冷，阳痿早泄，甚至稍劳后即尿道有白浊溢出；舌质淡胖，苔白，脉沉细。

(2)辨证分析：肾为封藏之本，肾气亏虚，固摄无权，精气下流，故见尿浊，腰膝酸软，性欲减退，甚或阳痿早泄；舌、苔、脉为肾阳亏虚之象。

(3)治则：补肾固精。

(4)方药

①金锁固精丸合五子衍宗丸。方用：沙苑蒺藜 9g，芡实 9g，莲须 9g，煅龙骨 9g，煅牡蛎 9g，莲肉 6g，菟丝子 9g，枸杞子 15g，覆盆子 9g，五味子 6g，车前子 9g。水煎，分 2 次服。

方中用沙苑蒺藜、菟丝子、枸杞子补肾益精；莲肉、莲须、芡实、覆盆子、五味子固肾涩精；煅龙骨、煅牡蛎潜阳固涩；诸药合用，则固肾涩精之功尤强；车前子利水泄热，作为反佐，使补中有泄，涩中有利，使小便开而精益固，则肾气自足。

②无比山药丸。方用：山药 15g，茯苓 9g，泽泻 9g，熟地黄 9g，山茱萸 9g，巴戟天 9g，菟丝子 9g，杜仲 9g，牛膝 9g，五味子 9g，肉苁蓉 9g。水煎，分 2 次服。

方中山药、茯苓可健脾化湿，补益后天；熟地黄、山茱萸滋阴以求阳；杜仲、巴戟天、菟丝子、肉苁蓉、五味子则补肾温阳固精；牛膝既可补益肝肾，又可利尿通淋，与泽泻和则可加强利尿通淋之力。诸药合用，共奏健脾化湿，益肾固本之功。

(四)精浊的其他疗法

1. 针灸疗法

针灸方法

①取肾俞、膀胱俞、关元、三阴交、中极，用平补平泻手法，每日或隔日一次，10～15次为1个疗程。

②取腰阳关、气海、关元、中极、肾俞、命门、志室、三阴交、足三里，分组交替使用，采用中弱刺激，每日或隔日1次，10～15次为1个疗程。

2. 针灸经验选辑

(1)徐本人等报道了针刺治疗慢性前列腺炎的80例经验。

①穴位：第1组：关元、中极、阴陵泉、三阴交。第2组：会阳、肾俞。

②针法：两组穴位均采用泻法，不留针。会阳穴用26或28号的3～4寸毫针，直刺2～3寸深，当患者的会阴部出现酸胀感时，提插3～5次后出针。肾俞穴用28号2寸针，斜向脊椎方向刺入1寸左右，待局部有酸胀感时出针。每日或隔日针1次，10次为1个疗程。

③结果：1组与2组穴位针刺疗效对照观察：1组30例中治愈4例，显效3例，好转10例，无效13例。2组30例中治愈11例，显效4例，好转8例，无效7例，经统计学处理，$P<0.05$，有统计学意义。2组疗效优于1组，有显著差异。采用2组穴位针刺治疗80例慢性前列腺炎，治愈32例，占40%；显效17例，占21.2%；好转15例，占18.8%；无效16例，占20%。总有效率为80%。

(2)陈超等报道了激光针刺治疗慢性前列腺炎的临床研究。

①仪器选择：刺入式氦-氖激光针(系浙江平阳激光仪器厂生产，属专利发明，功率3mW，波长6328埃，针端输出功率0.5mW)。辨证组用30号，1.5寸不锈钢毫针。辨病组用28号，3寸不锈钢毫针。

②分组治疗：激光针、毫针辨证组：穴处方，主穴为次髎、白环俞。气滞血瘀型加中髎、下髎、三阴交，湿热下注型加中极、阴陵泉、水道，肾气不足型加肾俞、气海。肾阳亏虚型加命门、腰阳关、关元。腰痛甚者加肾俞、大肠俞、肛门。会阴痛甚者加承山。操作方法：针刺均用捻转提插补泻法。激光针辨证组、激光针刺入一侧次髎或白环俞，用泻法或补泻兼施“得气”感应稍强或中等。“得气”后以1次/s频率作180～360次。来回捻转0.5～1min，然后插入光纤输出端，留

针 15～30min。激光针、毫针辨病组：以“前列腺穴”（自定）为进针点，该穴位于肛门和会阴穴之间，距离肛门下缘 1～2cm 的正中线上。针刺入接近前列腺后，接通激光直照 15～30min。毫针辨病组则间歇动留针。隔日或每日治 1 次，10 次为 1 个疗程，2～3 个疗程为疗效观察阶段。结果：激光针辨证组，治愈显效率为 86.4%。激光针辨病组，治愈显效率为 81.8%。毫针辨证组，治愈显效率为 52.9%。毫针辨病组，治愈显效率为 52.4%。Ridit 检验结果表明，激光组和毫针组的疗效有非常显著差异。辨证取穴组和辨病取穴组的疗效经 Ridit 检验后无显著差异。

(3)白耀辉等报道了仿灸仪治疗慢性前列腺炎 80 例。

①治疗方法：选穴为关元、气海、会阴。仿灸仪灸头分别对准上述穴位、距离皮肤 3～4cm，输出频率每分钟 60 次，每次治疗 20min，10 次为 1 个疗程，一般治疗 1～3 个疗程，治疗期间，不另给药。

②治疗结果：显效占 20%；有效占 63%；无效占 11%，近期总有效率为 89%。

(4)韩崇华报道了针刺治疗慢性前列腺炎 305 例。

患者俯卧位，取双侧次髎穴，用 28 号 4.0 寸毫针直刺入皮肤，针尖斜向前列腺体，进针深度 3.0～3.6 寸，得气后小幅度提插 2～3 次，间歇捻转，使针感达到会阴部或阴茎部，留针 20min。患者翻身为仰卧位，取中极穴，用 28 号 1.5 寸针垂直进针 1.0 寸，待得气后小幅度提插捻转 5min，使针感传至阴茎头部。再加艾条温针灸 2 壮。以上治疗每日 1 次，10 次为 1 个疗程，疗程间休息 2～3d，再行第 2、3 个疗程。结果：显效为 188 例，占 61.6%，好转为 71 例，占 23.3%，总有效率 84.9%。无效 46 例，占 15.1%。

(5)吴静君报道了针刺治疗慢性前列腺炎 53 例临床观察。

①治疗方法取穴：关元、肾俞、上髎、会阳。方法：针刺组，局部常规皮肤消毒、关元穴用 28 号 2 寸针，直刺 1～1.5 寸，患者有酸胀感并向下腹部放射时强刺激 3～5 下取针，肾俞穴用 28 号 2 寸针直刺 1～1.5 寸，有酸胀感时留针 20min，每 5 分钟捻转行针 1 次。上髎穴用 28 号 2.5 寸针直刺 1～2 寸，有针感时留针 20min，每 5 分钟捻转

行针1次;会阳穴用28号3寸针直刺2～2.5寸,有麻胀感并向会阴部放射时留针20min,每5分钟捻转行针1次。每日针治1次,10次为1个疗程。针治期间根据患者病情选用适当抗生素(非细菌性者不用),并嘱患者不骑自行车或摩托车以减少会阴部摩擦,少食刺激性食物,忌酒等,每晚可用热水(水温40～43℃)坐浴15～20min,以促进局部血液循环,增强前列腺抵抗力,每周定时在男性科做前列腺按摩1～2次。对照组,诊疗规范药物加局部按摩。

②治疗结果:针刺组53例中治愈25例,占47.17%;好转22倒,占41.51%;无效6例,占11.32%;对照组53例中治愈11例,占20.75%;好转25例,占47.17%;无效17例,占32.08%。两组治愈率进行对比,经统计学处理$P<0.005$,有非常显著差异。

(6)程可佳报道了慢性前列腺炎脐疗182例疗效分析。

①治疗方法:以王不留行子、石菖蒲、青黛、艾叶、金钱草、茜草、蒲公英、煅龙骨、煅牡蛎等研末过100目筛。每次以3～5g药粉末以酒醋各半混合液并加二甲基亚砜2ml调成稀糊状,静置半小时。将脐局部以温水洗净,轻轻摩擦脐及脐周围使局部微红且有热感,酒精局部消毒。然后以干净纱布包裹药糊敷于脐眼上、牛皮纸覆盖,胶布固定即可。夜用昼取,每日1次,7d为1个疗程。每完成疗程休息2d继续用药。若有局部过敏红肿者,对症处理或暂定用药。待红肿消尽再用。

②结果:182例患者经用药物敷脐治疗后,痊愈103例,显效48例,进步26例,无效5例(其中3例因接触性药物性皮炎拒绝用药),总有效率为97.25%,治愈率为56.59%。疗程最长者用药5个疗程,最短者仅用1个疗程即愈。

(7)骆燕宁等报道了针刺秩边、三阴交穴治疗慢性前列腺炎脾肾两虚型的临床研究。

①治疗方法:a.针刺组:患者俯卧位。先取两侧秩边穴。用28号4寸针、针尖方向与骶椎正中成60°左右,进针3～3.8寸,要求针感传至阴茎或会阴有酸、麻、胀或轻微触电感(如针感传向下肢或臀部,须纠正针刺方向)。然后行双手捻针之泻法,捻转幅度大于360°

频率在60/min，留针40min，间隔5min捻转1～2min。如体虚羸弱或初针惧怕者，也可用震颤法，即捻转幅度小，频率快、轻轻提插捻转使针身产生轻微震颤，其次取两侧三阴交穴，用30号1.5寸针，直刺进针1～1.2寸，针下有如鱼吞钓饵，重沉紧感为已得气，然后用提插捻转之补法，留针40min。间隔10min运针1～2min。每日1次。疗程：7d为1个疗程、休息2～3d后，进行第2个疗程。b.药物组：口服复方新诺明，每次2粒，每日2次，7d 1个疗程，两组患者治疗2～3个疗程后，进行疗效评价及对比研究。

②结果：针刺组100例中，治愈46例，显效24例，好转22例，无效8例，有效率92%。药物组81例中治愈20例，显效15例，好转11例，无效35例，有效率为56.8%。两组比较$P<0.01$，有非常显著差异。

(8)张时宜报道了穴位注射治疗前列腺炎122例。

①治疗方法：病者取截石位，暴露会阴部，肛指检查，扪及前列腺两侧叶，先做前列腺按摩，然后局部皮肤消毒，用5号60mm长封闭针，先在会阴穴做小剂量药物注入1ml，随即将针退至皮下，分别斜向前列腺左右叶、穿过前列腺上皮脂膜(进针深5～6cm)，各注入药液2～3ml。根据前列腺液细菌培养及药敏结果选用有效的药物，常用的有庆大霉素、林可霉素、头孢类霉素及卡那霉素等抗菌药物，每周2次，10次为1个疗程，1个疗程后复查。

②治疗结果：122例慢性前列腺炎患者，经治疗1～4个疗程，显效者42例，占34%；有效者65例，占53%；无效者15例，占12%。

(9)吴乃桐报道了神阙穴敷贴治疗前列腺肥大36例。

①治疗方法：将神阙局部用温水洗净，轻轻按摩使局部微红且有热感，再用酒精消毒。然后用金匮肾气丸1/2丸，制成铜钱大小之药饼外敷神阙穴，上盖生姜1片，黄豆大小之艾炷放姜片上灸6壮。灸毕取去姜片、纱布外包药饼、胶布固定即可。并嘱患者回家后每晚睡前用艾条灸药饼10～15min。每3天换药1次，6次为1个疗程。若有局部过敏者对症处理或暂停用药。

②治疗结果：36例经治疗后，治愈12例，占33%；有效22例，占

61%;无效2例,占6%;总有效率为94%。

(10)关慧玲报道了针灸辨证治疗慢性前列腺炎。

①治疗方法:脾虚湿困,膀胱气化不利型:取穴:中极、膀胱俞、三阴交为主穴;配中脘、足三里、支沟、曲泉。操作:膀胱俞穴用30号2寸毫针刺入1.5寸左右,患者有麻、酸、胀感向会阴部放射后,停止手法,留针10min。中极穴用30号2寸毫针刺入,直刺1～1.5寸。当患者有酸、胀感向下腹部放射时、强刺3～4次,然后留针10min。中脘、足三里用补法,三阴交、支沟、曲泉穴均施平补平泻法。肝胆湿热,下注膀胱型、取穴:中极、膀胱俞、阳陵泉、太冲为主穴,配以中渚、曲池、丰隆。操作:针刺中极、膀胱俞方法同上。阳陵泉、太冲、丰隆穴用泻法,中渚、曲池穴用平补平泻手法。

②治疗结果:治愈为2例,显效5例,有效8例,无效2例,总有效率为88%。

(11)李利等报道了针灸治疗慢性前列腺炎32例。

①治疗方法:取穴:组取关元、中极、水道、足三里、三阴交、太溪;组取肾俞、气海俞、次髎、阴陵泉、三阴交、太溪。两组穴位交替使用。操作:选用30号2.5寸毫针直刺关元、中极、水道,进针1.5～2寸,要求针感传至会阴部。其余腧穴按常规针法操作。得气后,将G6805型电脉冲治疗仪分别接在双侧水道、足三里或气海俞、三阴交穴上,用疏密波、电流强度以患者能耐受为度,留针20min。中医辨证属肾阳虚者用温针灸肾俞、关元。每日1次,10次为1个疗程,疗程间休息2～3d。

②治疗结果:痊愈11例,显效14例,好转5例,无效2例。总有效率为93.8%。

(12)王自斌报道的穴位注射治疗慢性前列腺炎96例。

①取穴:主穴有关元、曲骨、会阳。配穴有肾俞、上髎、命门、足三里。

②药物:复方麝香注射液1支、鱼腥草注射液2支。

③方法:用5ml注射器,5号注射针头,将上药抽取5ml,患者取仰卧位,每次取主穴2个,配穴2～3个交替使用,将需注射穴位常规

消毒，快速垂直刺入，患者有酸胀感时，回抽无血后方可注入药物，腹部腧穴注药 1ml，腰部腧穴注药 1ml，每日 1 次，10 次为 1 个疗程，疗程之间休息 1 周后继续下 1 个疗程。疗效观察：治疗 3 个疗程后，治愈 60 例，好转 32 例，无效 4 例，有效率 95.83%。

(13)李义芳报道了火针治疗前列腺炎 22 例观察。

①治疗方法分两组取失：肾俞(右)、次髎(左)、中极、三阴交(右)；肾俞(左)，次髎(右)、曲骨、三阴交(左)。患者采取卧位，先将选好的穴位消毒。医者左手一指重压在穴位附近，右手持 26 号 1～1.5 寸毫针在酒精灯上烧红针身及针尖，在烧针的同时要兼顾要刺的穴位，迅速而准确的将针刺入穴内 1 寸左右，立即出针，再以干棉球轻轻按压针孔片刻，防止出血，并可减轻疼痛。隔日治疗 1 次，两组穴位交替选用，10 次为 1 个疗程。注意：操作速度要快，针后 1 日内勿洗澡，严禁搓擦针孔，以防感染。

②治疗结果：本组病例治疗次数最少 5 次，最多 18 次，其中痊愈 6 例，显效 9 例，有效 7 例。本组 22 例全部有效。

(14)马仁海等报道了激光针灸配腺内注射双黄连治疗慢性细菌性前列腺炎的临床研究。

①治疗方法：治疗组：选用双黄连粉针 0.6g 以 0.2%的盐酸利多卡因溶为 2ml，从会阴旁穴注入前列腺体内，然后导入激光针进行前列腺体内照射、留针 30min，隔日治疗 1 次，6 次为 1 个疗程，休息 5d，再进行下 1 个疗程治疗。对照组：选用先锋 V 号粉针 0.5g，用 0.2%的盐酸利多卡因溶为 2ml，其他操作同治疗组。

②治疗结果：治疗组 35 例中治愈 30 例，显效 3 例，好转 2 例：全部有效。对照组 33 例中治愈 17 例，显效 12 例，好转 3 例，无效 1 例，两组治愈率比较 $P<0.01$。

3. *理疗*　采用微波、超声或射频疗法有一定疗效。或采用温水浴疗法：坐于 40～43℃的温水中，每次 10～15min，每日 1～2 次。

4. *局部注射疗法*　适用于慢性细菌性前列腺炎，可选用庆大霉素、卡那霉素、先锋霉素等抗生素，经会阴向前列腺两侧注射，每周 1～2 次，可交替注射。

5. 中药坐浴　急性者用芒硝30g，黄柏15g，皂角刺15g，苏木15g，煎汤坐浴，每次30min，每日1～2次。慢性者用大黄、蒲黄、黄柏、皂角刺、乳香、没药各15g，煎汤坐浴，每次30min，每日1～2次。

6. 中成药

(1)分清五淋丸：每次9g，每日3～4次。用于湿热证。

(2)尿塞通片：每次4～6片，每日3次。用于瘀血证。

(3)龟苓膏：每次50～150g，每日1～2次。用于阴虚湿热证。

7. 食疗方

(1)酒炒螺蛳：螺蛳500g，白酒适量。将螺蛳洗净，放铁锅中炒热，烹加白酒、水适量，煮至余液将尽时即可。针挑螺蛳肉蘸调料吃，并饮余下酒液。(《扶寿精方》)

(2)芦荟淡瓜子饮：芦荟汁6～7匙，淡瓜子仁30枚。上二味，稍炖温，饮前服，日2次。(《福建民间草药》)

以上用于湿热证。

(3)拔丝莲子：莲子200g，芝麻15g，青红丝15g及白糖、豆油、面粉各适量。将莲子泡软，加开水、白糖上屉大火蒸熟，取出滚上面粉，待油锅热，将莲子炸成黄色捞出，另换锅放水和白糖，炒至能拔丝为止，倒入莲子，离火，边撒青红丝、芝麻边颠锅，挂糖浆后装盘。(《菜谱选编》)

(4)果莲炖乌鸡：乌鸡1只，莲子肉15g，白果15g，糯米15g，胡椒3g及葱、姜、盐各适量。鸡去毛及内脏，洗净，在腹腔内放入白果、莲子肉、糯米、胡椒，缝好，口朝上放砂锅内加水及葱等调料，炖熟即可。(《本草纲目》)

(5)韭子稻米粥：韭子30g，粳米50g。上二味加水适量如常煮粥，分3次温服。(《千金方》)

(6)荷叶汁：鲜荷叶不拘多少，用纱布绞汁，加糖调味，每服30～50ml，每日2次。(《生草药性备要》)

以上用于肾虚证。

(7)桃仁墨鱼：桃仁6g，墨鱼1条。将墨鱼去骨洗净，与桃仁同煮，墨鱼熟后去汤，单食墨鱼肉，作早餐。(《食物与治病》)用于血瘀证。

(五)预防与护理

1. 首先要通过耐心细致的思想工作,消除患者不必要的顾虑和对某些疾病症状的误解。前列腺炎患者往往精神负担超过疾病本身的痛苦,因此,精神治疗与药物治疗具有同等重要性。

2. 生活要有规律,加强身体锻炼,增强机体抗病能力,注意劳逸结合,不宜久坐,长途骑马、骑自行车,以防影响会阴部的血液循环。

3. 禁忌过度饮酒及过食刺激性食物,以减少前列腺充血的程度,平时要多饮水,使多排尿,起到冲洗尿道的作用。

4. 节制房事,性交不宜过频,尤其应注意避免性交中断、忍精不泄等不正常性交行为,戒除手淫。

5. 积极治疗可能存在的潜在病灶如泌尿系感染和牙齿疾病等。

6. 前列腺按摩,用力不宜过大,时间不宜过长,次数不宜过多,以免造成损伤。

(六)文献摘要

1. 精浊证治 《医学正传·便浊遗精》水陆二仙丹:治遗精白浊,梦泄脱精等证。金樱子一斗,芡实二斤。上以芡实去壳,杵为细末。取金樱子黄熟者,用篮盛于水中,杵去刺,又于石臼中杵碎,去核净,再杵细,绞取自然汁,煎熬成饴糖,和芡实末为丸如梧桐子大,每服五七十丸,空心,姜盐汤送下。

九龙丹:治精滑。枸杞子、金樱子、山果子(又名山楂)、莲肉、佛座须(莲花心也)、熟地黄、芡实、白茯苓、川归各等份。上为末,酒、面糊为丸如梧桐子大,每服五十丸,或酒或盐汤送下。如精滑便浊者,服二三日尿清如水,饮食倍常,行步轻健。妇人厌产者,二三服便住孕,如仍欲产,服通利之药。

治浊固本丸:莲花(须)、黄连(炒)各二两;白茯苓、砂仁、益智仁、半夏汤泡七次,去皮脐、黄柏(炒)各一两,炙甘草三两,猪苓二两五钱。上为末,蒸饼为丸,空心温酒下五十丸。

祖传经验秘方真丹:治好色肾虚,遗精梦泄,白淫白浊等证。菟丝子(酒浸)、韭子(炒)、柏子仁(炒)各一两;龙骨(煅)、牡蛎(煅、醋淬)、山茱萸(去核取肉)、赤石脂(煅)各五钱;补骨脂(炒)一两,远志(去心)、巴戟(去心)、覆盆子、枸杞子、黄柏(盐酒炒黑)、山药各七钱五分;芡实(去壳)、杜仲(姜汁炒丝断)各一两;金樱子(半青半黄者,去刺核,取肉,焙干)二两,干姜(炒黑色),一两,鹿角胶一两五钱,炒成珠。上为细末,炼蜜为丸如桐子大,每服一百丸,空心姜盐汤下。

《寿世保元·戊集·浊证》:治遗精白浊。玉环丹:五色龙骨、左顾牡蛎、莲花须、芡实、石菖蒲、五味子、黄柏(酒炒)各一两,一方用石莲子,去石菖蒲。上为细末,用金樱子煎汤为糊,入臼内捣千余下,成剂,为丸如梧桐子大,每服五十丸,盐汤下,干物压之。

《景岳全书·杂证谟·淋浊》:命门虚寒,阳气不固,则精浊时见,而久不能愈者,但当培补命门,宜右归丸、益智汤、石刻安肾丸、八味地黄丸之类主之。若虚本不甚,而胞气微寒不摄者,宜萆薢分清饮主之。治淋之法,大都与治浊相同,凡热者宜清,涩者宜利下,陷者宜升提,虚者宜补,阳气不固者宜温补命门,但当以前法通用,无他技也。

《证治汇补·下窍门·便浊·附精浊》:精浊者,因败精流于尿窍,滞而难出,故注中如刀割火灼而尿自清,惟窍端时有秽物,如疮脓目眵,淋漓不断,与便尿绝不相混,此心肾二经火起精溢,故败精流出而为白浊。虚滑者,血不及变,而为赤浊,宜滋阴药中加牛膝、冬葵子、萆薢去其败精,然后分治。挟寒者,脉迟无力,尿色清白;挟热者,口渴便黄,脉滑数有力。寒者,萆薢分清饮;热者,清心莲子饮。

《医衡·证论·精浊论》:尿与精所出之道不同,淋病在尿道,故纲目列之肝胆部,浊病在精道,故纲目列之肾膀胱部……每见时医以淋法治之,五苓、八正杂投不已,因而增剧者,不可胜数,予每正之,其余尚难以尽说也。盖由精败而腐者十之九,由湿热流注与虚者十之一。或云昔人以赤浊为心虚有热,由思虑而得之,白浊为肾虚有寒,因嗜欲而得之,何《原病式》以二浊均属于热,丹溪亦云湿热有痰,子能与我折衷乎,曰:辨古今之得失,必以《内经》证之,自巢氏《病源论》曰:白浊者由劳伤肾气虚冷,历代宗其说而无异词,不惟白浊之理未明,而所治之法亦误,不思《内经》本无白浊之名,惟言思想无穷,入房太甚,发为白淫,与脾移热于肾,出白,少阳在泉,客胜则溲白,此白浊之原也。《原病式》因举《内经》诸病水液混浊，皆属于热，言天气热则水浑，寒则清洁，又言水体清，火体浊，正如清水为汤，则自然白浊也，可谓发圣人之旨，正千载之误，而不读其书者，犹未尽知也。丹溪则以湿热痰虚并言。然虚寒者不可谓尽无，但热多寒少耳。故《灵枢》有中气不足，溲便为之变之语，是当先补中气以升举之，而后分其脏腑气血施治。设肾气虚甚，或火邪亢极者，亦不宜峻用苦寒，必反佐治之，要在权衡重轻而已。

附精浊、便浊之别：愚按吴氏曰：精浊与便浊不同，便浊是便尿浑浊，即五淋之膏淋也，乃是胃中湿热渗入膀胱，与肾经绝无相干。精浊则牵丝黏腻，虽不便尿亦自有之，此是肾水不足，淫火易动，精离其位，故令渐渍而出耳，治之者，宜滋肾清心，健脾固脱。盖精浊虽肾之液，而所以精浊者，心为之也。天君一动，则真精走失，能正其心，乃吾身之大丹也。又考《千金方》治遗精、便浊丸九方，而用韭子者居其半。夫韭子辛热，何孙思邈取之深也？盖用以便浊者，取其辛热之气能燔湿土，使蒸溽上行而不下，乃釜底加薪之法，益火之源，以消阴翳也。用以治遗精者，取其辛热之气以壮真阳，使之涵乎阴精而不漏，乃益土防水之法，卫外而为固也，凡此不传之秘，可与知者道耳。

《肾病自疗法·淋浊病自疗法》：若浊在于精者，乃由相火妄动，淫欲逆精，以致精离其位，不能闭藏，于是源流相继，淫溢而下，移热膀胱，则尿孔涩痛，清浊并至，此皆白浊之因热证。及其日久，则脾土下陷，土不制水，而水道不清也。或相火已杀，心肾不交，精滑不固，而遗浊不止者，此皆白浊之无热证，以故自疗时，当辨其有热无热，有热则清其心肾之火，无热则固其脾肾之虚，如是即得治浊之道。

《虚劳集·虚劳精浊》：病象不因交合而时泄混浊之精，牵腻如膏，虽不便尿，亦时常有之。治法：宜用龙齿丸治之，或用莲肉去心，干藕节、龙骨、远志各一两，枯白矾、灵砂各二钱五分。研为细末，糯米煮糊为丸如梧桐子大，每服十五丸，食前白水送下。

2. 精浊方选录　《备急千金要方·肾脏》：治虚损小便白浊梦泄方。韭子、菟丝子、车前子各一升，附子、芎䓖(即川芎)各二两，当归、矾石各一两，桂心一两上八味，末之，蜜丸如梧子，酒服五丸，日三。

又方：黄芪、人参、甘草、干姜、当归、龙骨、半夏、芍药各二两，大枣五十枚，韭子五分。上十味，末之，蜜丸如梧子，酒服五丸，日三服。

《备急千金要方·膀胱腑》：治膀胱寒，小便数，漏精稠厚如米白泔方。赤雄鸡肠两具，鸡膍胵两具，干地黄三分，桑螵蛸、牡蛎、龙骨、黄连各四分，白石脂五分，苁蓉六分，赤石脂五分。上十味，治下筛，内鸡肠及中膍胵缝塞，蒸之令熟，暴干合捣为散，以酒和，方寸匕，日三服。

《太平圣惠方·治膀胱虚冷小便滑数白浊诸方》：治膀胱虚冷，小便滑数，漏精，白浊如泔。宜服鸡膍胵散方：鸡膍胵一两（微炙），熟干地黄一两，牡蛎一两（烧为粉），白龙骨一两（烧过），鹿茸一两（去毛、涂酥、炙微黄），黄芪三分（剉），赤石脂一两，桑螵蛸三分（微炒），肉苁蓉一两（酒浸一宿、刮去皱皮、炙令干）。上件药，捣细罗为散，用丹雄鸡肠三具，纳散在肠中，缝系了于甑内蒸一炊久，取出焙干，捣罗为散，每服食前，以温酒调二钱。

治膀胱虚冷，小便滑数，白浊，梦中失精。宜服肉苁蓉圆方：肉苁蓉二两（酒浸一宿、刮去皱皮、炙令干），鹿茸二两（去毛、涂酥、炙微黄），白龙骨二两（烧过），泽泻一两，附子二两（炮裂、去皮脐），补骨脂一（二）两（微炒），山茱萸一两，椒红二两（微炒），菟丝子一两（酒浸三宿、曝干、别杵为末）。上件药，捣罗为末，炼蜜和捣三二百杵，圆如梧桐子大，每服食前，以温酒下三十圆。

《太平圣惠方·治虚劳小便白浊诸方》：治虚劳小便白浊，以及遗泄不知。宜服韭子圆方：韭子三两（微炒），鹿茸二两（劈破、涂酥、炙微黄），杜仲一两半（去粗皮、微炙），干姜一两（炮裂、剉），桑螵蛸二两（微炒），白龙骨一两，菟丝子二两（酒浸一宿、曝干、别捣为末），天雄一两（炮裂、去皮脐）。上件药，捣罗为末，炼蜜和捣三五百杵，圆如梧桐子大，每于食前，以温酒下三十圆。

治虚劳小便白浊，以及梦遗尿精。宜服菟丝子散方：菟丝子二（三）两（酒浸一宿、曝干、另捣为末），韭子二两（微炒），附子一两（炮裂、去皮脐），当归一两，川芎一两，桂心一两，车前子二两，白矾二两（烧为末）。上件药，捣细罗为散，每于食前，以温酒调下二钱。

《圣济总录·虚劳小便白浊》:治虚劳小便白浊,少腹拘急,梦寐失精,阴下湿痒。五味子丸方:五味子,石龙芮(炒),乌头(炮裂、去皮脐),石斛(去根),萆薢,菟丝子(酒浸、别捣),防风(去叉),棘刺,小草,山芋,牛膝(去苗、酒浸、切分),枸杞根(剉),细辛(去苗叶),各一两;官桂(去粗皮),葳蕤,麦门冬(去心、焙),干姜炮,厚朴(去粗皮、姜汁炙、剉),各半两。上一十八味,捣罗为末,炼蜜和丸,如梧桐子大,空心温酒下三十丸,夜卧再服,渐加至五十丸。

治虚劳小便白浊梦泄。韭子散方:韭子(炒),菟丝子(酒浸一宿、别捣),车前子各一两;附子(炮裂、去皮脐)一分,当归(切、焙),川芎,矾石(烧令汁尽)各三分;官桂(去粗皮)二两。上八味,捣罗为散,每服二钱匕,空心温酒调下。不欲调服者,炼蜜和丸,如梧桐子大,空心温酒下二十丸。

治虚损大劳,惊恐失精,茎中痛,小便白浊,或赤、或如豆汁,或遗沥。泽泻汤方:泽泻一两,黄芪(剉)三分,干姜(炮),甘草(炙、剉),官桂(去粗皮),牡蛎(煅、令赤),芍药各半两。上七味,粗捣筛。每服五钱匕,水一盏半,煎至一盏,去滓空心分温二服。如小便淋,即以热酒调三钱匕,去滓澄清服,日三。

治虚劳肾气不足,小便白浊,补下元,益精气,久服驻颜补虚长肌肉。鹿茸丸方:鹿茸(去毛、酥炙黄),磁石(烧醋淬七遍、研水飞),各二两;山芋,远志(去心),牛膝(去苗、酒浸、切、焙),白茯苓(去黑皮),熟干地黄(焙),官桂(去粗皮),巴戟天(去心),续断、肉苁蓉(酒浸一宿、去皱皮、炙),泽泻,五味子,人参,山茱萸,菟丝子(酒浸三日、焙、别捣),补骨脂(炒),杜仲(去粗皮、炙黄、剉),附子(炮裂、去皮脐),各一两。上十九味,除磁石外,捣罗为末,入磁石拌匀,炼蜜和丸,如梧桐子大,每服三十丸,空心温酒下。

治虚劳,小便白浊、失精。菟丝子丸方:菟丝子(酒浸一宿、捣末),麦门冬(去心、焙),萆薢,厚朴(去粗皮、生姜汁炙),柏子仁(研),肉苁蓉(酒浸、切、焙),官桂(去粗皮),石斛(去根),远志(去心),细辛(去苗叶),杜仲(去粗皮、炙、剉),牛膝(酒浸、切、焙),防风(去叉)各一两;棘刺二两,石龙芮三两,乌头(炮裂、去皮脐)半两。上十六味,捣罗为末，以鸡子黄和为丸，如梧桐子大，每服三十丸，米饮下，空心日午服。

《太平惠民和剂局方·治诸虚》威喜圆：治丈夫元阳虚惫，精气不固，余沥常流，小便白浊，梦寐频泄。及妇人血海久冷、白带、白漏、白淫，下部常湿，小便如米泔，或无子息。黄蜡四两，白茯苓（去皮）四两作块，用猪苓一分，同于瓷器内煮二十余沸出日干，不用猪苓。上以茯苓为末，熔黄蜡搜为圆，如弹子大，空心细嚼，满口生津，徐徐咽服，以小便清为度。忌米醋，只吃糖醋，切忌使性气。

玄兔圆：治三消渴利神药，常服禁遗精，止白浊，延年。菟丝子（酒浸通软、乘湿研、焙干另取末）十两，五味子（酒浸另为末）七两；白茯苓、干莲肉各三两。上为末，另碾干山药末六两，将所浸酒余者添酒煮糊，搜和得所，捣数千杵，圆如梧桐子大，每服五十圆，米汤下，空心食前。

秘传玉锁丹：治心气不足，思虑太过，肾经虚损，真阳不固。旋有遗沥，小便白浊如膏，梦寐频泄，甚则身体拘倦，骨节酸痛，饮食不进，面色黧黑，容枯肌瘦，唇口干燥，虚烦盗汗，举动乏力。茯苓（去皮）四两，龙骨二两，五倍子六两。上为末，水糊为圆，每服四十粒，空心用盐汤吞下，日进三服。此药性温不热，极有神效。

《三因极一病证方论·虚损证治》莲子丹：治真气虚惫，口苦，舌干，心常惨戚，夜多异梦，昼少精神，或梦鬼交通，遗泄，白浊，小便余沥，阳事不举，目眩，耳鸣，面色黧黑。新莲肉四两（去心皮），白龙骨一两（醋煮），甘草一分。上为末，车前草汁，入面少许，煮面糊，丸如绿豆大，每服三五十丸，盐汤酒任下。

十补圆：治真气虚损，下焦伤竭，脐腹强急，腰足疼痛，亡血，盗汗，遗泄，白浊，大便自利，小便滑数，或三消渴疾，饮食倍常，肌肉消瘦，阳事不举，颜色枯槁。久服，补五脏，行荣卫，益精髓，进饮食。附子炮（去皮脐），干姜炮，桂心，菟丝子（酒浸软、别研），厚朴（去皮炒、姜制），巴戟（去心），远志（去心），姜汁（浸炒），补骨脂（炒），赤石脂（煅），各一两；川椒（炒出汗、去子者）二两。上为末，酒糊丸如梧子大，温酒盐汤任下。

《杨氏家藏方·补益方三十六》麋角既济圆：治水火不济，精神恍惚，梦寐纷纭，阳道不兴，耳内虚鸣，小便白浊，遗沥失精。常服能使火不上炎而神自清，水不下渗而精自固。壮阳固气，益血驻颜，功效特异。

麋角一具，净水浸三日，刮去粗皮，镑为屑，盛在瓷瓶内，银瓶尤佳．以牛乳漫一日，乳耗更添，直候不耗，于角屑上乳深二指以来，用大麦；只看瓶器大小，临时安顿甑内，约厚三寸，上量瓶。更用大麦周延填实，难露瓶口，不住火蒸一伏时。如锅内水耗，旋添汤，直候角屑蒸得细腻如面相似，即住火取出，细研，别用下项药：龙骨，山药，人参（去芦头），远志（去心），山茱萸，石菖蒲，赤石脂，朱砂（剖研），五味子，全蝎，艾叶（炒去毒），上十味各二两；巴戟（去心），附子（炮、去皮脐），补骨脂（炒），菟丝子（酒浸一宿、焙），天雄（炮、去皮脐），五味各三两；柏子仁（别研），熟干地黄（洗、焙），肉苁蓉（酒浸一宿、切、焙），各四两。上件为细末，以麋角膏子和匀，捣一千下，圆如梧桐子大，每服一百圆，空心温酒下。

水仙丹：治水火不足，精神恍惚，怔忪健忘，遗精白浊，小便淋沥，消渴，吐血、衄血、溺血，以及虚烦发热，并皆治之。朱砂不以多少，细研，水飞过，候干；木通令为细末，一两；白芨一两（剉），用麻油一小盏同入铫子内煎，令药焦黑色为度。去药更煎油良久，以木箸点油向冷水中，成花子不散是成。如末，更煎良久，倾入盏内收之。上件将煎来油和研细朱砂、木通末，看多少和如软面剂相似，用浓皂角水洗剂数遍，令油尽，却以清水浸之。每日空心旋圆如梧桐子大，每服三粒至七粒，新水下。无忌，其浸药水一日一换。

萆薢分清散：治真元不足，下焦虚寒，小便白浊，频数无度，漩面如油，光彩不定，漩即澄下，漩如膏糊。或小便频数，虽不白浊，亦能治疗。益智仁、川萆薢、石菖蒲、乌药。上件各等份为细末，每服三钱，水一盏半入盐一捻，同煎至七分，温服，食前。

《杨氏家藏方·痼冷一十道》固本丹：治男子一切虚损衰弱，夜梦颠倒，遗精失溺，小便白浊。妇人血海久冷，崩中带下，久无子息皆可服之。牡蛎白者，生为细末，别用好醋和为圆子，入火烧令通赤，放冷，称四两；白石脂二两；硫黄一两半；阳起石一两。上件同研为细末，用熟汤和圆如梧桐子大，阴干，入合子内，以赤石脂封口，外用盐泥固济，候干，煅令鬼焰绝，埋黄土内出火毒，三时辰取出。每服十五圆至三十圆，温酒或米饮送下，空心。

《黄帝素问宣明论方·诸证门·蛊病证》大建中汤主之。治蛊病，小腹急痛，便溺失精，溲而出白液。黄芪、远志（去心）、当归、泽泻各三两，芍药、人参、龙骨、甘草炙各二两。上为末，每服三钱，水一盏，生姜五片，煎至八分，去滓，温服，不计时候。

《黄帝素问宣明论方·诸证门·白淫证》秘真丸主之。治白淫，小便之止，精气不固，及有余沥。或梦寐阴入通泄耳。龙骨一两（别研），诃子皮大者五个用，缩砂仁半两（去皮），朱砂一两（研缚、一分为衣）。上为末，面糊为丸，如绿豆大，每服一丸，空心温酒下。冷水亦得，不可多服，大秘葱白汤茶下。

《济生方·遗浊》猪苓丸治年壮气盛，情欲动心，所愿不得，意淫于外，梦遗白浊。袁氏方作固真丹：半夏一两，猪苓一两。上半夏剉如豆大，猪苓为末，先将半夏炒令黄色，不令焦，地上去火毒半日，取半夏为末，以一半猪苓末调匀和丸，如桐子大，更用余猪苓末拌丸，使干，入不油炒瓶中养之，每服四十丸，空心，温酒盐汤下，于申未间冷酒下。

小草汤：治虚劳忧思过度，遗精白浊，虚烦不安。小草，黄芪（去芦），麦门冬（去心），当归（去芦、酒浸），酸枣仁（炒、去壳）各一两；石斛（去根），人参，甘草（炙）各半两。上㕮咀，每服四钱，水一盏半，姜五片，煎至八分，去滓温服，不拘时候。

固精丸：治嗜欲过度，劳伤肾经，精元不固，梦遗白浊。肉苁蓉（酒浸、薄切片），阳起石（火煅、研极细），鹿茸（燎去毛、酥炙），赤石脂（火煅七次），川巴戟（捶、去心），韭子（炒），白茯苓（去皮），鹿角霜，龙骨（生用），附子（炮、去皮脐）各等份。上为细末，酒糊为丸，如桐子大，每服七十丸，空心，盐酒盐汤任下。

《丹溪心法·赤白浊四十四》：茯菟丸治思量太过，心肾虚损，真阳不固，便溺余沥，小便白浊，梦寐频泄。菟丝子五两，白茯苓三两，石莲肉二两。上为末，酒糊丸，如梧子大，每三十丸，空心盐汤下。

《世医得效方・大方脉杂医科・消渴》清心莲子饮：治心中蓄热，时常烦躁，因而思虑劳心，忧愁抑郁，是致小便白浊，或有沙膜，夜梦走泄，遗沥涩痛，便赤如血，或因酒色过度，上盛下虚，心火炎上，肺金受克，口舌干燥，渐成消渴，睡卧不安，四肢倦怠，男子五淋，妇人带下赤白，以及病后气不收敛，阳浮于外，五心烦热，药性温平，不冷不热，常服清心养神，秘精补虚，滋润肠胃，调顺血气。黄芩(去心)半两，黄芪(去芦、蜜炙)，石莲肉(去心)，白茯苓(去皮)，人参(去芦)各七钱，麦门冬(去心)，地骨皮(去骨)，车前子(去沙土)合半两。上剉散，每服三钱，麦门冬十粒去心，水一盏半，前取八分，去滓，水中沉冷，空腹服。发热加柴胡薄荷煎。

《世医得效方・大方脉杂医科・淋浊》心肾圆：治水火不既济，心下怔忪，夜多盗汗，便赤梦遗。牛膝(去苗、酒浸)，熟地黄(洗蒸)，苁蓉(酒浸)各二两；鹿茸(火去毛、酒润炙)，附子(炮、去皮脐)，五味子(去枝)，人参(去芦)，黄芪(蜜炙、去芦)，远志(去心)，甘草(水煮、姜汁炒)，白茯神(去木)，山药(炒)，当归(去芦尾、酒浸)，龙骨(煅)各一两；菟丝子(酒浸、研成饼)三两。上为末，浸药酒煮糊圆，如梧子大，每服七十圆，枣汤下。

玉锁固真丹：治心气不足，思虑太过，肾经虚损，真阳不固，漩有余沥，小便经岁白浊。或淡赤，或如膏，梦寐精泄，甚则身体拘倦，骨节酸痛，饮食不进，面色黧黑，容枯肌瘦，唇口干燥，虚烦盗汗，举动力乏，多服取效。白龙骨半斤，磁石醋淬七次，朱砂各一两；牡蛎(煅)一两，紫梢花一两半，家韭子、菟丝子各二两半；鹿茸(酒浸、炙)，白茯苓，川巴戟，官桂，肉苁蓉(酒浸、炙)，桑螵蛸(酒浸、切炙)，远志，甘草(水煮、取皮、姜汁炒)，当归(去尾)，苍术(切、酒炒)，茴香(炒)，吴茱萸(炒)，川楝子(炒)，桑寄生(真者)，沉香(不见火)，木香(不见火)，黄芪(去芦)，绵附子(熟、炮)，以上各一两。上为末，炼蜜圆，如梧子大，每服五十圆，温酒盐汤任下。

《世医得效方・大方脉杂医科・遗溺》家韭子圆：治少长遗溺，以及男子虚剧，阳气衰败，小便白浊，驾梦泄精。此药补养元气，进美饮食。家韭子六两(炒),鹿茸四两(酥炙);苁蓉(酒浸),牛膝(酒浸),熟地黄、当归各二两;菟丝子(酒浸)、巴戟(去心)各一两;半杜仲(炒)、石斛(去苗)、桂心、干姜各一两。上为末,酒糊圆,梧桐子大,每服五十圆,加至百圆,空心食前,盐汤温酒任下。小儿遗尿者,多因胞寒,亦禀受阳气不足故也,别作一样小圆服。

《世医得效方·大方脉杂医科·心恙》平补镇心丹:治丈夫妇人心气不足,志意不定,神清恍惚,夜多异梦,忪惊烦郁,及肾气伤败,血少气多,四肢倦怠,足麻酸疼,睡卧不稳;梦寐遗精,时有白浊,渐至羸弱。酸枣仁(去皮、隔纸微炒)二钱半;车前子(去沙土、碾破),白茯苓(去皮),五味子(去枝梗)各一两二钱半;熟地黄(洗、酒蒸),天门冬(去心),远志(去心),甘草(水煮),山药(洗净),姜汁制各一两半;茯神(去皮),麦门冬(去心),肉桂(不见火)各一两二钱半;人参五钱,龙齿一两半,朱砂(细研)半两,为衣。上为末,炼蜜圆,如梧子大,每服三十圆,空心饭饮下,温酒亦可。加至五十圆。常服益精髓,养气血,悦颜色。

《普济方·肾脏门·肾虚》五加皮汤:治肾劳虚寒,恐虑失志,伤精损髓。嘘吸短气,遗泄白浊,小便黄赤,阴下湿痒,腰脊如折,颜色枯悴。五加皮十两,丹参八两,石斛(酒浸)六两,杜仲(酒浸、炒丝断),附子(去皮脐)各五两;牛膝(酒浸),秦艽,川芎,防风,桂心,独活各六两;茯苓四两,麦门冬(去心)三两,地骨皮三两,薏苡仁一两。上㕮散,每服四钱,水一盏半,姜五片,大麻子一撮研破。同煎七分去滓,食前服。

《普济方·肾脏门·肾虚漏浊遗精》金樱子丸:治诸虚漏精白浊。真龙骨、厚牡蛎煅、桑螵蛸各一两。上以黑豆一盏淘湿,将前三件置黑豆上,蒸半日去豆,焙三件为末,入白茯苓一两末,金樱子四十枚,去刺并瓤蒂。洗净捶碎,入瓷器内,入水一盏,煮浓汁滤清,调茯苓末为丸,如梧桐子大,每服三十丸。食前用盐益智仁五枚,连壳捶碎。北五味子十粒,缩砂仁三个煎汤下。

炼盐方:治漏精白浊。白盐入瓷器内,以瓦盖定,黄泥封,火煅一日取出,阴一宿,用瓷器收贮;白茯苓;山药各一两。上为末,入盐一两研匀，用枣肉和丸如梧桐子大。每服三十丸，空心枣汤送下。盖欲以济咸，脾肾两得也。

莲肉丸海上良方：治梦泄白浊。莲肉（去心）、白茯苓各等份，上为末，白汤空心调下。

《普济方·伤寒门·伤寒后虚损梦泄》鹿茸丸：治伤寒虚损，小便如泔，以及有余沥，夜梦精泄，此皆肾虚。鹿茸（涂酥、微炙、去毛），泽泻，白茯苓，牛膝（去苗），桂心各一两；龙骨，韭子（微炒），石龙芮各一两半；菟丝子二两（酒浸三日、曝干、别杵、为末），巴戟一两（去心）。上为末，炼蜜和捣二三百杵，丸如桐子大，每服以温酒下三十丸，空心及晚食前服。

《普济方·消渴门·消肾小便白浊》水陆二仙丹：大治男子梦遗白浊，腰膝酸疼。鸡头子和壳为末，上用金樱膏为丸，如梧桐子大，空心盐汤下三十丸。孙氏存仁方，金樱同为末，用酒糊丸。又云男子用乳汁丸尤妙。

《普济方·诸虚门·补虚固精》：大补丸出三因方治元脏虚惫，血气不足，白浊遗泄，自汗自利，口苦舌干，四肢羸瘦。妇人诸虚，皆治之。木香（炮），附子（炮、去皮脐），茴香（炒），肉苁蓉（酒浸），川椒（炒、去汗）各十两；桃仁（去皮尖、炒），胡芦巴，牛膝（酒浸），巴戟，五味子，黄芪，白蒺藜（炒、去刺），泽泻各五两；羌活、槟榔、天麻、川芎、桂心各一两。上为末，炼蜜丸，如梧桐子大，盐酒任下三十或五十丸，空心服。

龙齿镇心丹：治肾气不足，惊悸健忘，梦寐不安，遗精白浊，面色少光，四肢怠惰，足胫酸疼。常服益精髓，养血气，明视听，悦色驻其颜色。龙齿（水飞、一作龙骨），远志（去心、炒），天门冬（去心），熟地黄（酒浸、蒸、焙），山药（炒）各六两；茯神（去木、白者），麦门冬，车前子，白茯苓，桂心，地骨皮，五味子各五两。上为末，蜜丸，如梧桐子大，每服三十丸，空心温酒米饮任下。一方用朱砂为衣。

金锁镇元丹：出《医方集成》。治真气不足，喘促，心忪盗汗，小便滑数，遗精白浊，元脏虚冷，目暗耳鸣，一切虚损及肾虚泄泻，四肢怠惰，膝脚酸痛。白茯苓（去皮）、五味子各八两；补骨脂（酒浸、炒）十两，紫巴戟(去心)，胡芦巴(炒)，苁蓉(净洗、焙)各一斤；朱砂(另研)、龙骨各三两。上为细末，酒糊为丸如桐子大，每服三十丸，酒或盐汤送下。

神仙补益固真丸：一名固真丹，治元脏虚损日久，以及小肠肾俞膀胱漏，小便白浊。妇人赤白带下，漏下血崩，子宫久冷，血海虚冷等证，宜服。出百一选方。用苍术洗去泥土，干，米泔水浸，逐日易泔，春五日，夏三日，秋七日，冬十日，切作片子焙干，称一斤，分作四处。四两用小茴香、青盐五分，同炒黄色为度，一方只用茴香炒。四两用川乌头切作片子，重五钱，川楝子一两重，去皮并核，炒黄色为度。一方只用川楝子炒。四两用酒半升，醋半斤，煮三十来次，一方用青盐炒。四两用川椒一两重，去核，破故纸一两，同炒黄色为度，一方只用川椒炒。共一处为细末，用酒醋打糊为丸，如桐子大，每服二十丸，空心盐汤或酒送下。妇人醋汤下，此药性温无毒，小便频数为效。

秘真丸出孟诜方：治梦遗白浊，真气不固等证。白龙骨一两，绵黄芪(生切、焙干)，白茯苓，朱砂(另研)，桑螵蛸(炒)各一两，白霜梅肉五钱，家韭子三钱，陈酒浸一宿、掏碎、焙干。上为末，酒煮面糊为丸，如梧桐子大，空心盐汤下四十丸。

既济丹出卫生家宝方：治水火不济，心有所惑，白浊遗精，虚败不禁，肾虚不摄精髓，久而不治。若便多服热药，遂致日增其病，腰足无力，日渐羸弱。天门冬去心，麦门冬去心焙干，桑螵蛸蜜炙，海螵蛸蜜炙，牡蛎煅，龙骨，黄连去须，远志去心，鸡膍胵炒。上各一两上为末，炼蜜为丸桐子大，朱砂为衣，每服三十丸，灯心枣汤吞下，食前空心，日三服。

既济丹出卫生家宝方：治诸虚，男子遗精白浊，淋病，妇人赤白带下，血崩。牡蛎一两，硫黄二钱，龙骨二钱，白石膏五钱，白矾三钱(另研)。上为末，入锅子内，将白矾盖四味药上，火煅无烟为度，乳细酒糊丸鸡头大，空心服，每一粒盐枣子汤下。妇人赤白带下血崩，汁竹叶葱汤下一丸。血海冷，艾醋汤下一丸。

《普济方·诸虚门·平补》归神丹出孟诜方：专治丈夫思虑过多，役损心气，致神不守舍，不能管摄，精气之失无常，故精滑冷，遗白浊。

皆由心虚不能摄致，宜服此药，引神归舍。辰朱砂二两，捶作小粒，不可成粗粉；猪心大者一枚，去筋膜，略批开，朱砂布于内再合。上猪心用灯心遍缠合用，密以麻线缚定，入银石铛内，用酒同米醋二味各一升，同煮令干，即取去灯心草，缓缓收下朱砂，微炒干。乳钵内研令极细，将所煮余酒醋，打清面糊为丸，如梧桐子大，每服九丸，同北枣煎汤吞下，半空心服。数服后，便觉心志安宁，无异梦。神既守舍，则心火下交肾水，阳事渐兴，切不可轻泄，须候服他药。补得真气浓实，方可施泄。一法加白茯苓二两为丸，每服十八丸。

《卫生简易方·赤白浊》：治肾虚白浊淋沥，梦泄，盗汗。茯苓四两，龙骨二两，五倍子十六两，为末，糊丸如桐子大。每服四十丸，空心盐汤下。

治漏精白浊，用白茯苓、白盐（煅过）、山药（炒）各一两，以枣肉和蜜丸如桐子大，每服三十丸，空心枣汤下。

《奇效良方·遗精白浊门》治遗精白浊方。益智汤：治肾经虚寒，遗精白浊，四肢烦倦，时发蒸热。鹿茸（去毛、酥炙），巴戟（去心），肉苁蓉（酒洗），熟地黄（酒浸），附子（炮、去皮脐），桂心，山茱萸，白芍药，防风（泡），枸杞子，牛膝（酒浸），甘草（炙）各一钱。上作一服，水二钟，生姜五片，盐少许，煎一钟，空心服。

鹿茸益精丸治心虚肾冷，漏精血浊。鹿茸（去毛、酥炙黄），桑螵蛸（瓦上焙），肉苁蓉，杜仲（去皮、切、姜汁炒去丝），巴戟（去心），菟丝子（酒浸），益智仁，川楝子（去皮、核、取肉、焙），禹余粮（火煅、醋淬），当归各三两；韭子（微炒），补骨脂（炒），山茱萸，赤石脂，龙骨（另研）各半两；滴乳香二钱半。上为细末，酒调糯米末，煮糊为丸，如梧桐子大，每服七十丸，食前用白茯苓煎汤送下。

芡实丸：治思虑伤心，疲劳伤肾，心肾不交，精元不固，面少颜色，惊悸健忘，梦寐不安，小便赤涩，遗精白浊，足胫酸痛，耳聋目昏，口干足弱。芡实（蒸、去壳）、莲花须各二两，茯神去木，山茱萸取肉，龙骨生用，五味子，韭子炒，肉苁蓉酒浸，熟地黄酒蒸、焙，紫石英煅七次，牛膝去苗、酒浸、焙，枸杞子各一两。上为细末，酒煮山药糊为丸，如梧桐子大，每服七十丸，空心用盐酒或盐汤送下。

安中汤：治肾经虚寒，遗精白浊，四肢烦倦，时发蒸热，精不禁。熟地黄、巴戟、龙骨、茯苓、远志各三钱；天雄、五味子、山药各三钱半，肉苁蓉（酒浸）、川续断各四钱；菟丝子、蛇床子各四钱半。上为细末，每服三钱，食前用酒调服。

金锁玉关丸：治遗精白浊，冷虚不宁。鸡头肉、莲子肉、莲花蕊、藕节、白茯苓、白茯神、干山药各二两。上为细末，用金樱子二斤，去毛茨捶碎，水一斗，熬至八分，去滓，再熬成膏，仍用少面糊同和为丸，如梧桐子大，每服五七十丸，不拘时温米饮送下。玉锁丸治梦遗失精，小便白浊。

坎离丹：既济水火，滋补心肾，止浊梦遗。酸枣仁（净肉、研），辰砂（研）各一两；乳香半两（研），附子一个（炮、去皮脐）。上为细末研匀，炼蜜和丸，如鸡头实大。每服一丸，空心用温酒送下。须是腊日合，以磁器收之。

韭子方：治梦泄失精及溺白。上用新韭子二升，须十月霜后探好者，用好酒八合，渍一宿，明旦日色好，童子向南捣一万杵，平旦用温酒五合，服方寸匕，日再。一方微炒为末，食前酒服。一方用生韭子空心盐汤下三十粒。

龙骨汤：治小便白淫及遗泄，精无故自出。龙骨五两（别研）；牡蛎（煅），官桂（去粗皮），熟地黄，白茯苓（去皮），人参，甘草（炙）各二两。上为散，每服五钱匕，水一盏半，煎至八分，去滓空心服。

《摄生众妙方·补养门》：补损百验丹专治诸虚遗精、白浊，血少无精神，四肢倦怠，脾胃不佳，大肠不实，虚寒，虚眩，头眩目花等证。菟丝子一斤，拣净，以无灰腊酒浸一日一夜，次早去酒，以小甑蒸之，晒至暮。又换酒浸，蒸晒九次，然后在星月下碾为细末；生地黄半斤，无灰煮酒浸三日三夜，再换酒洗净，放在磁钵内，捣至极烂用。上二味，和为细丸，空心食前用无灰酒，每服八九十丸，或米汤淡盐汤下亦可。

《医方集解》茯菟丹：治遗精白浊，以及强中消渴。

菟丝子十两，五味子八两；石莲肉、白茯苓各三两；山药六两。将菟丝子用酒浸，浸过余酒煮山药糊为丸。漏精盐汤下，赤浊灯心汤下，白浊茯苓汤下，消渴米饮下。

此手足少阴药也。菟丝子辛甘和平，强阴益阳，能治精寒遗泻，五味滋肾生津，石莲清心止浊，山药健脾利湿，皆涩精固气之品也，茯苓能通心气于肾，利小便而不走气，取其淡渗于补正中能泄肾邪也。

《医便·秋月诸证治例》金樱煎丸：治梦遗精滑，及小便后遗沥，或赤白浊。芡实粉四两，白莲花（须未开者佳）二两，白茯苓二两（去皮心），龙骨（煅）五钱，秋石（真者）一两。上药为末听用，外采经霜后金樱子，不拘多少，去子并刺，石臼内捣烂，入砂锅内用水煎，不得断火，煎约水耗半，取出澄滤过，仍煎似稀饧和药末为丸，如梧桐子大，每服七八十丸，空心盐酒下，余膏每用一匙，空心热酒调服，其功不可具述。

《医学入门·针灸·温脐兜肚方》：治遗精白浊方专主痞积，遗精白浊，妇人赤白带下，经脉不调，久不受孕者。唯有孕者忌之。白檀香、羚羊角各一两；零陵香，马蹄香即广沉香，香白芷，马兜铃，木鳖子，甘松，升麻，血竭各五钱；丁皮七钱，麝香九分。以上十二味为末，分作三分，每用一分。以蕲艾絮绵装白绫兜肚内。初服者，每三日后一解，至第五日又服，一月后常服之。

《医学入门·杂病用药赋》治白浊方。

真珠粉丸：蛤粉滋阴，黄柏降火等份，水丸酒下。治遗精、白浊。或加樗皮、青黛、滑石、知母尤妙。

苍术难名丹：苍术半斤；茴香、川楝子各一两半；川乌头、破故纸、茯苓、龙骨各一两。为末，酒曲糊丸梧子大，朱砂为衣。每五十丸，砂仁煎汤或糯米汤下。治元阳气衰，脾精不禁，漏淋浊沥，腰痛力疲。

四炒固真丹：苍术一斤，分作四份，一份用茴香、青盐各一两（炒）；一份用川乌、川楝各一两（炒），二份用川椒、故纸各一两（炒），一份用酒、醋炒，俱以术黄为度，去各炒药，为末，煮药酒醋打糊丸梧子大。每三十丸，男子酒下，妇人淡醋汤下。治元脏久虚，遗精白浊，五淋七疝，妇人崩带下血，子宫血海虚冷等证。

《珍本医书集成·鲁府禁方·浊证》治遗精白浊。山药一两，黄柏二两（酒炒），牡蛎五钱（火煅火淬七次），白茯苓一两。上共研细末，酒糊为丸，如梧子大，每四十丸，空心水酒送下。

《珍本医书集成·松崖医径》：治便浊遗精方，秘传补阴汤。治便浊遗精，并女人白带。黄柏、知母、当归、熟地黄、人参、白术、白芍药、山栀仁、黄芪、莲肉、陈皮、白茯苓。上细切，用水二盏。生姜一片，枣二枚，煎一盏，去滓服。若作丸剂，加樗根白皮为细末，炼蜜为丸，如梧桐子大，每服五七十丸，空心淡盐汤送下。

《景岳全书·古方八阵·补阵》治遗精白浊方。金樱膏，治虚劳遗精白浊最效。金樱子经霜后采红熟者，撞去刺，切开去核，捣碎煮之，滤榨净汁用，熬成膏；人参、桑螵蛸（新瓦焙燥）、山药各二两；杜仲姜汁、益智仁各一两；薏仁、山茱萸、芡实、枸杞各四两；青盐三钱。上㕮咀用水同熬二次，去渣，熬成膏。将金樱子对半和匀，空心白滚汤下三四匙。

《类证治裁·淋浊·附方》治精浊方。

[精瘀]虎杖散：虎杖三两古方用虎杖草汁，今世不识，代以杜牛膝，加麝香一分，炖服。

[清火]抽薪饮：黄芩、石斛、木通、栀子、黄柏、连翘、花粉各一钱，枳壳、泽泻各一钱半，甘草三分。

[固精]固阴煎：人参、地黄、茱萸、五味子、山药、远志、炙草、菟丝子饼。

《医方易简新编》遗精白浊：牡蛎（煅）二两，山药五钱，龙骨五钱，石斛五钱，益智仁五钱，石莲子二十枚。共为末，匀分七服，空心开水送下。

《杂病广要·遗精》三白圆，又名素丹，治小便遗精，白浊滑数，以及盗汗。龙骨（煅、别研），牡蛎各一两；鹿角霜二两。上为细末，滴水为圆，如梧桐子大，以滑石为衣，每服十圆，加至十五圆，盐汤吞下，空心服。

《奠氏》又金锁散治遗精白浊，于本方加茯苓、益智、菟丝子、车前子，为末，每服三钱，用茴香炒赤，入酒一盏，煎四五沸，放温调药服。

《珍本医书集成·不知医必要·浊症列方》芡实杞子汤，补涩治精浊。熟地三钱，淮山药（炒）二钱，杞子、石莲仁（去心、杵）、芡实

(杵)各一钱五分;莲须、牡蛎(煅)各一钱;白茯苓一钱五分,茯神一钱。水煎好,另以椿根、萹蓄煎汁,入药再煎服。如热,加黄连六分。寒加益智仁一钱五分;滞加乌药一钱五分。

加味附桂地黄汤热补治命门火衰。以致败精为浊。熟地三钱、淮山药(炒)、茯苓各二钱;丝饼四钱,萸肉、车前各一钱五分;泽泻(盐水炒)、丹皮各一钱,附子制八分,肉桂(去皮、另炖)四分。

《医学衷中参西录》治精浊方。秘真丹:治诸淋证已愈,因淋久气化不固,遗精白浊者。五倍子一两,去净虫粪;粉甘草八钱。上二味共轧细,每服一钱,竹叶煎汤送下,日再服。

澄化汤:治小便频数,遗精白浊,或兼疼涩,其脉弦数无力,或咳嗽,或自汗,或阴虚作热。生山药二两,生龙骨六钱(捣细),牡蛎六钱(捣细),牛蒡子三钱(炒捣),生杭芍四钱,粉甘草半钱,生车前子三钱(布包)。

清肾汤:治小便频数疼涩,遗精白浊,脉洪滑有力,确系实热者。知母四钱,黄柏四钱,生龙骨四钱(捣细),生牡蛎三钱(炒捣),海螵蛸三钱(捣细),茜草二钱,生杭芍四钱,生山药四钱,泽泻一钱半。

或问:龙骨、牡蛎收涩之品也。子治血淋,所拟理血汤中用之,前方治小便频数或兼淋涩用之,此方治小便频数疼涩亦用之,独不虑其收涩之性用碍于疼涩乎?答曰:龙骨、牡蛎敛正气而不敛邪气,凡心气耗散、肺气息责、肝气浮越、肾气滑脱,用之皆有捷效。即证兼瘀、兼疼或兼外感,放胆用之,毫无妨碍。拙拟补络补管汤、理郁升陷汤、从龙汤、清带汤,诸方中论之甚详,皆可参观。

舒和汤:治小便遗精白浊,因受风寒者,其脉弦而长,左脉尤甚。桂枝尖四钱,生黄芪三钱,续断三钱,桑寄生三钱,知母三钱。

服此汤数剂后病未全愈者,去桂枝,加龙骨、牡蛎不用煅,各六钱。

3. 精浊医案选辑

又方:一人便浊而精不楚,用倒仓法有效。

《叶氏医案存真》:精腐瘀血阻闭溺窍为痛,似淋非淋,久则阳维脉伤,寒热起,五液枯耗,为便难,乃虚证也。鹿茸、淡苁蓉、柏子仁、枸杞子、沙蒺藜、茯神、当归。接服盐水炒骨脂、淡苁蓉、沙蒺藜、枸杞子、厚杜仲、茯神、鹿茸、龟甲。丸方:河车胶、沙蒺藜、龟甲、水煮熟地黄、枸杞子、鹿茸、茯神、肉苁蓉。

《临证指南医案·淋浊》淋属肝胆,浊属心肾,据述病,溺出浑浊如脓,病甚则多,或因遗泄后,浊痛皆平。或遗后痛浊转甚。想精关之间,必有有形败精凝阻其窍,故药中清湿热通腑,及固涩补阴,久饵不效,先议通瘀腐一法,考古方通淋逐瘀,用虎杖汤,今世无议此药,每以杜牛膝代之,败精浊瘀阻窍,用鲜杜牛膝根,水洗净,捣烂绞汁大半茶杯,调入真麝香一分许,隔汤炖温,空心服,只可服三四服,淋通即止,倘日后病发再服。

又方:淋病主治,而用八正分清,导赤等方,因热与湿俱属无形。腑气为壅,取淡渗苦寒,湿去热解,腑通病解。若房劳强忍精血之伤,乃有形败浊阻于隧道,故每溺而痛。徒进清湿热利小便无用者,以溺与精同门异路耳。故虎杖散小效。以麝香入络通血,杜牛膝亦开通血中败浊也。韭白汁法丸:韭白汁九制大黄一两,生白牵牛子一两,归须五钱,桂枝木三钱(生),炒桃仁二两,小茴三钱。

李:败精凝隧,通瘀痹宣窍已效。生桃仁、杜牛膝、人中白、生黄柏、麝香二分调入。

徐:五旬又四,劳心阳动,阴液日损。壮年已有痔疡,肠中久有湿热。酒性辛温,亦助湿热,热下注为癃为淋,故初病投八正五苓,疏气之壅也,半年不痊,气病渐入于血络。考古方惟虎杖散最宜。

某:每溺尿管窒痛,溺后浑浊,败精阻窍。湿热内蒸。古方虎杖散。宣窍通腐甚妙,若去麝香,必不灵效,较诸汤药,更上一筹矣。酒煨大黄、炒龙胆草、炒焦黄柏、牵牛子、川楝子、黑山栀、小茴、沉香汁。

顾:年二十四,败精宿于精关,宿腐因溺强出,新者又瘀在里,经年累月,精与血并皆枯槁,势必竭绝成劳不治,医药当以任督冲带调理,亦如女人之崩漏带下,医者但知八正分清,以湿热治,亦有地黄汤益阴泻阳,总不能走入奇经。奇脉病。鹿茸、龟甲、当归、枸杞子、茯苓、小茴香、鲍鱼。

夏:案牍神耗,过动天君,阳燧直升直降,水火不济,阴精变为腐浊，精浊与便浊异路，故宣利清解无功。数月久延，其病伤已在任督，八脉奇经，医每弃置不论。考孙真人九法，专究其事。欲涵阴精不漏，意在升固八脉之气，录法参末。鹿茸、人参、生菟丝粉、补骨脂、韭子、舶茴香、覆盆子、茯苓、胡桃肉、柏子霜，蒸饼为丸。

《扫叶庄医案・遗精淋浊尿血》：精浊四年，据述途中烦劳惊恐而得。头面眩晕，肌肉麻痹，遇房事必汗泄，顾体反壮。此阳微失护，精固不固，温肾宁心，冀渐交合，久恙未能速效。韭子、龙骨、覆盆子、五味子、菖蒲、柏子仁、补骨脂、胡桃、金樱膏丸。

又案：精浊已久，肝血肾虚皆损，心热精自出，先伤阴也。二仙、加熟地黄、茯苓、五味、龙骨、远志、覆盆子。

又案：浊病乃湿热下注，久而失治，变为精浊，不易速愈，先用丹法补阴丸一月，再议。

《续名医类案・淋浊》：马元仪治陈晋臣患浊，疟累月不止，后因房劳，痛益甚，浊愈频。有语以煎苏叶汤澡洗者，从之遂致精滑倾盆，躁扰不宁，发热烦渴两手脉沉而微，尺脉沉而数。此阴精大伤，真阳无偶将脱，不乘此时阴气尚存一线，以急救其阳而通其阴，直至阴尽而欲回阳，罕克有济矣。或曰既有阳无阴，补阴犹恐不及，尚堪纯阳之药，重竭其阴乎？曰，真阳以水为宅，水足则凝然不动，水竭则不安其位，甚而飞阳屑越，孰能把握之哉。此时阴未回而阳已绝矣，宜急摄虚阳先归窟宅，然后补阴以配阳，此必然之次序也。煎大剂白通汤与服，便得浓睡，诸证渐已。次服人参七味汤，使阴阳两平而愈。

《种福堂公选良方・续医案》：吴，二四，精浊已久，行步无力，食冷口吐酸水，阳气微弱，治在脾肾。益智仁、家韭子、覆盆子、胡芦巴、远志、小茴、菟丝子、金樱膏丸。

《三家医案全刻・叶桂天士著》：酒客淋浊，必系湿热之邪著于气分，故五苓八正俱用通利，病数年不愈。必由情欲致伤，败精血阻于内，窍溺与精异路同门，茎中因精腐阻居多，必通败精一定之理。杜牛膝一两五钱，捣汁冲入麝香三分。

《医验大成・遗精章》：一人脉洪数，便溺浑浊如痰，而不带牵丝，即尿精之类。此系胃中湿热之气下渗膀胱，兼以龙雷之火沸腾海底，比诸夏月火热，则水浑浊，淋水流津也。以淡渗之，以涩固之，则关键肃清，溲便如常矣。

方药：莲须、黄连、猪苓、茯苓、砂仁、半夏、黄柏、苍术、甘草。

《得心集医案·淋浊门·败精阻窍》：潘绍辉，得淋浊病，溺则管痛艰涩，茎口时有败精溢出，凡利湿清热养阴制火诸法，久治不效。视其形肥年壮，溺出混浊，停久底有膏积。据此精溺同出之证，次非小肠湿热，细思溺管与精管，外窍虽同而内窍各别。若果湿热壅塞溺管，则前药岂无一效者，此必少年欲心暗萌，或房劳强忍，精血离位，忍而不泄。古云：如火之有烟焰，岂能复返于薪哉。其离位之精，出而不出，日久必聚为腐秽胶浊，且牵引新精妄动，故溺欲出，而败精先阻于外，以是管痛艰涩也。苦不急驱精管腐浊，徒然渗利溺管，岂非南辕北辙乎！爰拟宣通窍隧瘀腐之法，以牛膝、桃仁、黄柏、山甲、金铃、远志、琥珀、白果、鹿角屑，合煎服已，秽浊果通，溺出如鸭胆子大者六、七粒，每粒红白相间，更有精裹血者，共服四剂始痊。须知精道之浊，亦有肾虚不摄之症，然必滑而不通也。

《存存斋医话稿》：孙文垣先生治潘姓患白浊，精淫淫下，三年不愈，脉来两寸短弱，两关滑，两尺洪滑。曰："疾易瘳，第必明年春仲，一剂可痊。"问故，曰："《素问》曰：'必先岁气，毋伐天和。'所患为湿痰下注证也，而脉洪大见于尺部，为阳乘于阴；法当从阴引阳。今冬令为闭藏之候，冬之闭藏，实为来春发生根本，天人一理，若强升提之，是逆天时而泄元气也。"打后医者接踵，迄无效。至春分，孙以白螺蛳壳火煅四两为君，牡蛎二两为臣，半夏、葛根、柴胡、苦参各一两为佐，黄柏一两为使，面糊为丸，名端本丸，令早晚服之，不终剂而愈。

按：古名医治病，无不认阴阳升降为剂量准，卷一第二十六条已具言之。此案端本丸方义固佳，其持论则深明天人合一之理。读《内经》："冬三月，此谓闭藏，使志若伏若匿，若有私意，若已有得，逆之则春生者少。一若伏者，若抱雏养蛰也，若匿者，若隐避踪迹也。若有私意者，恐败露也。若已有得者，韬晦无觖望也。凡所以重藏精也，有冬月之闭藏，然后有来春之发生。一味发撅，简无翕聚之本，譬诸无源之水，其涸可立而待。

《龙砂八家医案·戚云门先生方案》唐墅王，脉数大，按之微弦，湿热交蒸，脾阳不舒，浊阴下陷膀胱，致便浊精遗溺痛。淡以渗之，苦以泄之。茯苓、泽泻、知母、远志、滑石、山栀仁、菖蒲、淡竹叶。

周尔元：小便淋沥，精随溺泄，脉至弦数，两尺细涩，乃少阴肾藏有亏，致太阳府气不化。用滋肾丸方法。川连、肉桂、菟丝子、车前子、生地黄、杜仲、生甘草。

《王旭高临证医案·遗精淋浊门·淋浊》严，淋浊三年不止，肾虚湿热不化，阴头碎痒，筋管微疼，六味补肾能化湿热，耐心久服，莫计效迟。大生地、怀山药、茯苓、山萸肉、五味子、麦冬、益智仁、牡丹皮、泽泻、湘莲肉。

须：精浊连年不断，兼有血块淋漓，肝肾大虚，八脉无以固摄，湿热混乱不清，舌苔白腻。法当脾肾双补，固摄下焦。怀山药、茯苓、菟丝子、阿胶、赤石脂、炒血余炭、五味子、杜仲、沙苑子、金樱子、莲须、墨旱莲。

渊按：肝肾八脉之虚，由湿浊混淆，精血频下，若不先清湿热以宁相火，徒事补肾固精，所谓不清其源，而欲塞其流，能乎否乎。

丁：水窍精窍，异路同门，二窍不并开，水窍开，则湿热常泄，相常火宁，精窍常闭。若水窍为败精瘀浊，阻塞不通，则湿热不泄。病已二载，颇服滋补，使瀑热败浊，漫无出路，致下焦浊气，上攻及胃；时时嗳气，腹中不和，二便不爽，失下行为顺之理。诊脉细，肢寒，肾阳与胃阳不布，法益通阳渗湿，益肾化浊。破故纸、韭菜子、茯苓、萆薢、小茴香、菟丝子。

又方：证势仍然，前方加减。照前方加桂枝、白芍、龙齿、牡蛎。

又方：杂药乱投，诸病不除，中气早戕，故腹中不和，大便不畅。至于本病精浊淆混，亦脾虚湿热所致。萆薢、益智仁、半夏、陈皮、党参、黄柏、石菖蒲、乌药、砂仁。

又方：九窍不和，肠胃病也。胃以下行为顺，肠以传道为职，肠胃失司，则嗳气肠鸣头眩，大便难，小溲浑浊，肛门溺窍皆痒。白术、苦参、茯苓、陈皮、香附、泽泻、六神曲、桃仁、火麻仁、槟榔、青皮、茵陈草。

又方:湿热浊邪混入清气之中,无路可出,外则肌肤生瘰,如粟且瘴,上则头眩,下则溺窍后阴俱痒,精浊时流,大便艰涩。三焦俱受其邪,虚实混淆之病也。疏泄浊邪,从下而出,复入交济坎离,虚实同治。朝服控涎丹十四粒,陈皮汤送下;暮服磁朱丸三钱,沙苑子汤送下。

渊按:借控涎丹,以褥中焦湿热痰浊,磁朱丸以交济坎离,可谓善于腾挪。

《张聿青医案·遗精》陈左,败精失道,精浊久而不止,兹则归咳复发,每至寅卯,气辄上升,不能着卧,痰色有时灰黑,脉形濡细。肾水不足于下,痰热凭凌于上。尚可抵御,难望霍全。玉竹三钱,射干、贝母各二钱,云茯苓三钱,菟丝子盐水炒三钱,潼沙苑三钱,海蛤粉三钱,白果三枚打,都气丸三钱开水送下。

二诊:每至寅卯,气辄上升,不能着卧,脉象细弦。肾虚冲阳挟痰上逆,并有精浊。法宜兼顾。细生地四钱,女贞子盐水炒三钱,炒萸肉三钱,青蛤散三钱包,川贝母二钱,潼沙苑(盐水炒)三钱,厚杜仲三钱,白芍一钱五分,白果三枚打,都气丸三钱先服。

三诊:咳嗽气逆,寅卯为甚,痰多盈盂,精浊绵下。肾虚不能固摄。前法进一步治。大生地四钱,玉竹三钱,菟丝子(盐水炒)三钱,萸肉二钱,补骨脂三钱,党参三钱,川贝二钱,潼沙苑(盐水炒)三钱,山药三钱,厚杜仲三钱。

四诊:精浊稍减,咳嗽稍松。酌属肾虚不能收摄。效方扩充。大生地四钱(炒),山药三钱,菟丝子(盐水炒)三钱,潼沙苑(盐水炒)三钱,炒萸肉三钱,巴戟肉三钱,补骨脂(盐水炒)三钱,厚杜仲三钱,胡桃一枚。蜜炙打烂入煎。

陈左,肾气不能收摄,临圊辄带精浊。宜补气固肾。党参三钱,枸杞子三钱,潼沙苑(盐水炒)三钱,淮山药三钱,茯神三钱,杜仲三钱,菟丝子(盐水炒)三钱,制首乌四钱,建莲三钱,金樱子三钱。

二诊:神情稍振,每至临圊辄有精浊带出。肾气虚而不振也。党参二钱,云茯苓三钱,淮山药三钱,金樱子二钱,建莲三钱,於术二钱,潼沙苑三钱,牡蛎(煅)四钱,菟丝子三钱。

三诊：固肾气而益脾胃，脉证相安。前法扩充之。绵黄芪（炙）三钱，制首乌三钱，西潞党三钱，土炒於术三钱，炙黑草三分，厚杜仲三钱，山药三钱，潼沙苑三钱，金樱子三钱，肥玉竹三钱。

膏方：每至小便，辄有精浊遗出。此精病，非浊也，肾虚不摄可知。脾胃多湿，气虚不运可知。拟补气以健胃，益肾以摄阴精。炙绵芪四两，山药三两（炒），制首乌六两，炙黑草五钱，厚杜仲三两，奎党参六两，扁豆子三两，於术二两炒，剪芡实三两，肥玉竹三两，白茯苓三两，炒萸肉二两，大生地姜汁炒八两，潼沙苑（盐水炒）四两，甘杞子三两，巴戟肉二两，大熟地（砂仁炙）六两，补骨脂盐水炒三两，干苁蓉三两，西洋参二两，白归身（酒炒）二两，杭白芍（酒炒）二两，金樱子（去核）四两，菟丝子（盐水炒）三两，天麦冬各二两，清阿胶三两，龟甲胶三两，鹿角胶二两，线鱼胶二两以上四味酒化收膏。

王幼：先后不充，肾气失固，精浊时渗，形体渐瘦。正在童年起发之时，何堪经此漏泄。急宜固肾。於术（炒）二钱，补骨脂（盐水炒）三钱，菟丝子（盐水炒）三钱，生山药三钱，潼沙苑（盐水炒）三钱，杞子三钱，剪芡实三钱，牡蛎（煅）四钱，莲子三钱。

张左：淋浊之后，瘀腐湿热未清，腐蓄于中，每至夏令，湿热蒸动，与腐相合，精之与水，混淆不清，以致白物时下，小溲作痛。欲其固精，当利其水。川萆薢，车前子，云茯苓，苍术麻油炒，滑石块，泽泻，制半夏，广陈皮，酒军三分，沉香一分，血珀三分，三味研细开水送下。

戴左：向有精浊归恙，湿热内盛，湿注于肠，致大便泄浊，小溲黄赤，精浊泛而更盛，内热胃纯。恐湿热熏蒸；致有身热之类。制半夏三钱，川萆薢三钱，川朴一钱，腹皮二钱，猪赤苓各二钱，泽泻一钱五分，广皮一钱，生熟薏苡仁各二钱，滑石四钱，二妙丸二钱。先服。

《冷庐医话·今人》杭州赵芸阁泰，韵求医理，洞烛病机，其戚有为医误治，服利湿药以致危殆者二人，赵皆拯治获痊。其一患淋症，小便涩痛异常，服五苓、八正等益剧。赵询知小便浓浊，曰：“败精留塞隧道，非湿热也。”用虎杖散入两头尖，韭根等与之，小便得通而愈。其一膝以下肿，医用五苓，肿更甚。赵以其肿处甚冷。而面色㿠白，知是阳虚，令服金匮肾气丸而愈。夫南方湿病居多，此二症尤多挟湿者，独不宜于利湿药，可知治病不当执一，非学识之精者，焉能无误哉。

《邵兰荪医案·遗精》安昌高，痰红已除，脉形小数，溺白，精关不固，溺后有淫。宜固补心肾为妥。

东洋参一钱，桑螵蛸三钱，远志肉八分，莲须一钱，怀药三钱，抱木茯苓四钱，生牡蛎四钱，新会皮半钱，生地四钱，炒驴胶钱半，炒杜仲三钱。清煎五帖。

介按：汪昂曰："心，君火也，君火一动，相火随之，相火寄于肝胆。肾之阴虚则精不藏，肾之阳强则气不固。今此案是肝阳上冒，故致痰中兼红，肾虚不摄，则溺后有淫。治以固摄助纳，又佐安神宁气，气固则精自守矣。

《前清御医·陈莲舫医案秘钞》精溺未得分清，小便色浊，每解似有阻隔。脉弦。拟用清解。西洋参、炒知母、抱木神、白苡米、川石斛、白莲须、生白芍、煅牡蛎、制女贞、黑料豆、炒丹参、鸡肫皮、海参肠、红枣。

又方：精溺混淆，小便不禁，且带白垢。脉弦滑，虚多邪少。治宜和养。生西芪、东白芍、花龙骨煅、制女贞、西洋参、抱木神、覆盆子、黑料豆、潼蒺藜、白莲须、广陈皮、金樱膏冲红枣。

尿血与血淋诸证有别：考此证多属腑病，由小肠之热，瘀注膀胱。唯病久而由腑及脏。心与小肠，肾与膀胱，本关表里，故致数年来溺血频仍，血色不一，紫黑鲜红，日夜无度，大致紫黑者出于管窍。鲜红者随溢随下。精溺管异路同门，势当混淆。甚至茎硬发酸，毛际隐痛，或似精泄，或似溺迸。至于头眩目花，肋胀腰酸，亦为应有之义。心与肝本同气，肾与肝本同源。从中肝邪尤为之炼烁，用药之义，腑泻而不藏，脏藏而不泻，极多牵制，照病处方，温气兼以潜阳，滋阴更须利窍，与中虚呃逆亦有照顾。九制熟地黄、安玉桂、生甘草、凤凰衣、东白芍、吉参须、西琥珀、熟甘草、冬葵子、西赤芍、抱木神、白莲须、黄绢灰冲乱头发。

《秘本医学丛书·和缓遗风》周湘云，溲中有浊，浊中有精。肾阴暗耗，酒能助湿，湿胜作泻，脾阳亦亏。中焦气分又有浊痰，机关流利为之失司。筋骨或有痛楚，肢体或有酸软，膈上自觉窒滞，头目亦觉昏晕。左脉沉弦，右脉滑大，当以疏补阳明，藉以流利机关。潞党参、川萆薢、建曲、益智仁、法半夏、茯苓、杜仲、广陈皮、熟於术、谷芽、甘草梢、砂壳。

《宋元明清名医类案・续编・叶天士医案・淋浊，溺血》便浊精浊，两者迥殊。据述素有梦遗，浊发遗止，则知精浊矣。分清饮八正散，治浊套药，与此无涉。当固补下焦，不必分利。宜清肝热，而固心气，此案方论，皆未甚合。拟方：侧柏叶、川芎、桃仁、生龙骨、菟丝子、煅牡蛎。脉滑数而实者，加胆草。熟地黄、远志、沙蒺藜、线鱼胶、山萸肉、覆盆子、菟丝饼、生龙骨、茯苓块。

（七）近代医家诊治精浊的学术观点

1. 从精室论治精浊　高兆旺在《论精室瘀阻是慢性前列腺炎的主要病机》中详细论述了精室的解剖和功能，论述精当，从精室论治精浊疗效较好。

（1）精室的解剖与生理：《灵枢・五音五味》说："冲脉、任脉，皆起于胞中，上循背里，为经络之海。"其言"胞"在女性是指女子胞，这已成为共识，男子之胞位于何处？《内经》并未言明。《难经》认为胞在命门，《难经・三十九难》说："命门者，诸精神之所舍也。男子以藏精，女子以系胞，其气与肾通。"但命门本身就是很有争议的名词，而且男女仍未分开。这个问题历代医家均有所涉及，但直到清代始进一步明确。《中西汇通医经精义・男女天癸》中云："男子之胞名丹田，名气海，名精室，以其为呼吸之根，藏精之所也"；"前阴有精窍，与溺窍相附，而各不同。溺窍内通于膀胱，精窍则内通于胞室，女子受胎，男子藏精之所，尤为肾之所司，故前阴有病溺窍者，有病精窍者，不可不详也。"可见，阴器既可排尿，又是"泄精之窍"。《医学衷中参西录》亦认为精室是"生精之处""化精之所"。至此，胞在男女之体始有了明确的认识，在男子是指精室。

女子胞是女性内生殖器官，而精室则为男性内生殖器官。由现代人体生理解剖学可知，男性内生殖器包括睾丸、附睾、前列腺及精囊腺等组织，故精室是上述组织的总称。精室位居下焦，为男子奇恒之腑，精室的生理功能是生精、藏精、排精。精液的产生乃肾气盛的结果，《素问·上古天真论》曰："丈夫……二八，肾气盛，天癸至，精气溢泻，阴阳和，故能有子"；并认为精液生成后藏于肾。《素问·六节藏象论》谓："肾者，主蛰，封藏之本，精之处也。"至清代始明确藏于精室，这对于中医男科学病因病机理论体系的建立具有重要意义。精室之精贵在流通，由于生殖之精持续产生，故必须通过房事或遗精排出体外，方能维持男子正常的生理功能，正如《景岳全书·杂证谟·遗精》所谓："有壮年气盛，久节房欲而遗者，此满而遗者也"，即是指生理性的遗精。

(2)精室瘀阻是前列腺炎的病机关键：前列腺炎属于中医精浊的范畴。精浊首见于《证治汇补·下窍门·便浊·附精浊》篇，其云："精浊者，因败精流于尿窍，滞而难出，故注中如刀割火灼而尿自清，唯窍端时有秽物，如疮脓目眵，淋漓不断，与便尿绝不相混"，指出精浊乃因败精流出而致。精室之精，贵在流通，并通过房事或遗精排出体外。若湿热病邪下注精室，治之不当，久则瘀滞精室，精室之精流通受阻，流动之精停而为浊，清浊相混，流出精窍，则为精浊，继而可导致血精、精液不液化、阳痿、早泄、不育等精室疾病。故精浊之慢性者的病理关键是精室瘀阻，若局限于清理湿热，则罔可见效。正如《医衡·证论·精浊论》所谓："尿与精所出之道不同，淋病在尿道，故纲目列之肝胆部，浊病在精道，故纲目列之肾膀胱部……每见时医以淋法治之，五苓、八正杂投不已，因而增剧者，不可胜数，予每正之，其余尚难以户说也。盖由精败而腐者十之九，由湿热流注与虚者十之一"。《临证指南医案·淋浊》亦认为："若房劳强忍精血之伤，乃有形败浊阻于隧道，故每溺而痛，徒进清湿热利小便无用者，以溺与精同门异路耳。"总之，败精既是精室瘀阻的病理产物，又是导致精室瘀阻的因素，"败精宿于精关，宿腐因溺强出，新者又瘀在里"，成为精浊反复发作，不易治愈的原因。正如《扫叶庄医案·遗精淋浊尿血》所说："浊病乃湿热下注，久而失治，变为精浊，不易速愈。"目前国内治疗慢性前列腺炎，就病机认识而言也开始从湿热为主逐渐转向重视瘀阻这一病理改变，以活血化瘀法为主治疗慢性前列腺炎取得了较好的疗效，且本治法的有效性通过实验研究也得到了客观证实。

近几年的研究发现，前列腺炎不单纯是一个病，而是具有各自独特形式的综合征，慢性者常分为慢性细菌性前列腺炎、慢性非细菌性前列腺炎和前列腺痛等。慢性细菌性前列腺炎可因单纯的病原体感染，也可为复合感染，但其发病多为逆行感染。通过对慢性前列腺炎患者致病菌群的调查发现，机体抵抗力降低或滥用抗菌药物导致前列腺微生态紊乱是发生前列腺炎的主要原因，前列腺复杂的菌群及其耐药性则是导致慢性前列腺炎难以治愈的关键因素，并且其病理组织等变化可能与检测到的病原体无关。前列腺发生炎症后，腺泡周围呈慢性炎症改变，腺叶中有显著的纤维增生，当腺管被脓液及上皮细胞阻塞时，腺泡扩张，周围有炎细胞浸润，腺体也可因纤维化而缩小、变硬。由于腺体内炎性分泌物引流不畅，腺泡上皮类脂质膜的屏障又使抗菌药物难以透入腺泡内，且临床上慢性非细菌性前列腺炎占多数，因此应用抗菌药物治疗慢性前列腺炎是无效的。其他治疗如局部按摩、热敷或坐浴、直肠或尿道给药，或配合离子导入、局部注射、射频、各种理疗、针灸等多种方法，有一定疗效，但常不能令人满意。由于前列腺炎既有局部病理改变产生的临床表现，又有因此而导致的全身性临床症状，可以认为是一种全身性疾病，因此以中医辨证论治为主的综合性治疗成为目前治疗前列腺炎的研究方向。

(3)通窍逐瘀治法治疗精浊：《王旭高临证医案·遗精淋浊门·淋浊》说："水窍精窍，异路同门，二窍不并开，水窍开，则湿热常泄，相火常宁，精窍常闭。"前列腺炎属于精室疾病，中医称精浊，通过分析临床表现可知，其主要症状是小腹、会阴、睾丸部有胀痛不适感，属"精腐瘀血阻闭溺窍为痛，似淋非淋"，轻度尿频、排尿或大便时尿道可有白色分泌物溢出，乃因"水窍为败精瘀浊，阻塞不通，则湿热不泄"。可见，患者之湿热为标，精瘀才是本，患者舌质常暗红或青紫或边有瘀斑，也符合血瘀病机。现代医学亦认为本病之所以治疗难以取效，主要是因前列腺开口细小，由于发炎，更加不畅，以致使前列腺液不易引流。《神农本草经疏·车前子》谓："男女阴中俱有二窍，一窍通精，一窍通水……二窍不并开，故水窍常开，则小便利而湿热外泄，不致鼓动真阳之火，则精窍常闭而无漏泄。”可见，若应用清热利湿之龙胆泻肝汤加减治疗慢性前列腺炎，使水窍开而精窍闭，则精室瘀滞更甚，故患者症状改善不理想，停药后常很快复发。正如《临证指南医案·淋浊》所谓：“精浊与便浊异路，故宣利清解无功”。因此，治疗本病的关键是如何使败精祛而证自愈。《得心集医案·淋浊门·败精阻窍》说：“其离位之精，出而不出，日久必聚为腐秽胶浊，且牵引新精妄动，故溺欲出，而败精先阻于外，以是管痛艰涩也。若不急驱精管腐浊，徒然渗利溺管，岂非南辕北辙乎！”故本病治当通窍逐瘀，以使精窍开而瘀腐去，精浊清而相火宁，才能取得较好的疗效。根据此理论，高兆旺研制成功前列清合剂（酒大黄、刘寄奴、虎杖、姜黄、萆薢、柴胡等），治疗慢性前列腺炎 50 例，与对照组龙胆泻肝汤加减 30 例相比，其总疗效、前列腺液常规、症状积分均优于对照组。

（4）方药分析：前列腺炎的病机为精室瘀阻，故治当通窍逐瘀。方中酒大黄、刘寄奴为君药。大黄性寒味苦，能活血化瘀，为治疗瘀血证的常用药，无论新瘀、旧瘀，均可应用，以酒制，泻下力减弱，而活血作用增强，兼之仍有通里泻热之功，故可通窍驱邪，使精室癖浊从大便而解。《神农本草经疏·大黄》谓大黄“气味俱厚。味厚则发泄，故其性猛利，善下泄，推陈致新无所阻碍，所至荡平，有勘定祸乱之功，故号将军。味厚则入阴分，血者，阴也，故主下瘀血”。

临床观察发现，须参以患者禀赋，调整用量，以保持大便每日二至三次，疗效最佳。刘寄奴苦泄温通，善于行散，能破血通经，《辨证录·淋证门》应用本品“以分清浊，而此味性速，无留滞之虞，取其迅逐行水止血，不至少停片刻也”。刘寄奴与大黄相须为用，以通窍逐瘀，则败精可祛，精浊得清。虎杖即可助君药活血祛瘀以通经，又能泻下通便、清热利湿，以助通窍祛瘀；姜黄则长于通经止痛，辛散温通，与虎杖相反相成，共为臣药。槟榔辛散苦泄，既能行气消积以导滞，又能缓泻而通便，有助活血之功；《药性论》谓其：“宣利五脏六腑壅滞，破坚满气，下水肿，抬心痛、风血积聚”，气为血之帅，用本品加强君臣药活血开窍之力。精浊治之失宜，易于反复发作，“经年累月，精与血并皆枯槁，势必竭绝成劳不治”，故加制首乌以补益精血，《本草纲目·何首乌》谓:“此物气温,味苦涩,苦补肾,温补肝,能收敛精气。所以能养血益肝,固精益肾,健筋骨,乌髭发,为滋补良药,且不寒不燥,功在地黄、天门冬诸药之上”,活血之品,易于伤正,首乌用在本方,尚有祛邪而不伤正之意;败酱草清热解毒,祛瘀止痛,以助消散精室瘀滞,萆薢利湿而分清去浊,可祛除精室瘀浊。以上三味共为佐药。《灵枢·经脉》云:“肝足厥阴之脉,起于大指丛毛之际,上循足跗上廉,……循股阴入毛中,过阴器,抵少腹”,故精浊发病,常以阴器、少腹症状为主。精室藏精,肝主疏泄,调节精关之开阖,因此,方中加入柴胡既可条达肝气而疏肝解郁,又可引药入肝经,用为使药。综上所述,诸药相伍,精窍开而瘀腐去,精浊清而诸证除。

(5)结论:精室理论认为,精室瘀阻是精浊的主要病机,流动之精瘀而为浊,治当通窍逐瘀,使精窍开而瘀腐去,精浊清而相火宁,由于女子胞与精室同属胞胎,同主经或精之蓄泄,故参以妇科通经之意而立通窍祛瘀之法,用于精浊,疗效满意。

2. 从肝论治精浊　从肝论治前列腺炎具有坚实的理论基础,肝气不舒,气郁化热,湿热下注,瘀血、痰湿阻滞于前阴是其基本病机变化。且通过对文献和临床研究总结,这一观点取得了较好的临床疗效。

(1)肝郁气滞为精浊主要病理因素:《素问·阴阳应象大论》:“人有五脏化五气,以生喜怒悲忧恐。”可知七情由五脏之气供养,情志活动适度,对机体无害,故《素问·举痛论》云:“喜则气和志达,营卫通利。”而当情志变化超过了脏腑所能承受的限度,即导致气机失常,脏腑机能失调,故《素问·举痛论》曰:“百病生于气也。”气机失调首先影响的是肝脏,肝为风木之脏,内寄相火,主疏泄,而性喜条达,肝气壅滞则郁而为病。《丹溪心法》曰:“人生诸病,多生于郁。”肝的正常功能发挥,还依赖于心血濡养、肺气清肃、脾土健运。因此一旦他脏有病必及于肝,使肝失疏泄。反之,肝失疏泄也会影响他脏气机,故有“肝为万病之贼”之说。基于此,众多医家在情志病上重视调理情志,疏肝理气。

前列腺炎的临床特点为病情繁杂反复,缠绵难愈。患者久治不愈，精神抑郁，心情不畅，情志不舒而致肝失疏泄，气机不畅，形成气滞，气滞则血凝，久而成瘀，造成肝经气血瘀闭，不通则痛，足厥阴肝经入毛中，绕阴器，抵少腹，从而引起少腹及会阴部的不适。气不行则水不行，气滞不能通调水道，而使水道受阻，则水道不利出现小便不利等症状。在病邪作用下，脏腑气机失调。气血失常，则诸病皆生。而气机之失常，多缘于情志忧郁。忧郁则肝气郁滞不畅，肝木不得条达，少阳胆气抑遏不伸，气血津液失活，可出现多种病证。

(2)血瘀是精浊主要病理产物：《黄帝内经素问集注》："肝主藏血，肝气受邪，则伤其血矣"，肝郁气滞、外伤等原因可导致病理产物——瘀血。而不论肝郁、肾虚或其他因素都会导致血瘀。由此，瘀血既是一种病理产物，又是一种致病因素。可知肝郁和血瘀相互影响，使病情错杂，日久难愈。

(3)结论：精浊患者多有不同程度心理负担，情绪悲观、焦虑、抑郁。属于肝郁气滞，肝气不舒，同时夹湿、热、虚，致气血瘀滞，经络不通；脾失健运，肾阳不足而发病。因此，在辨证时抓住肝郁气滞、肾虚血瘀从肝论治，以逍遥散为基本方，辅以活血通络、祛湿补肾之剂，"疏"与"通"、"补"与"泻"相结合，重在疏肝解郁，活血化瘀。同时配合心理暗示指导、生活作息注意，使患者充分认识该病的相关知识，解除顾虑，减轻心理压力，养成良好的生活习惯，收效甚好。

3. *从肾论治精浊* 肾主气化是对肾脏生理功能的高度概括，体现了精气的相互依存、相互促进的关系。肾精是气化的物质基础，又是气化的产物。肾脏内寓肾阴肾阳，精化气，谓之肾气。肾阴对机体脏腑组织起着滋养濡润的作用，肾阳对机体脏腑组织起着温煦推动作用。《医经精义》所说："水入膀胱，化气上行，则为津液，其所剩余质，乃下出而为溺，经文所谓气化则能出者，谓出津液，非出溺也。"也就是说，肾的气化功能，其降包括了肾藏精、肾主纳气等功能：其升则是津液代谢的主要动力，包括了肾主水或肾主五液的功能。所以精浊从肾论治，就应该从肾和膀胱的气化与肾阴阳偏虚入手。

(1)从肾论治精浊的理论基础：肾的气化作用是指肾对水液代谢的调节作用。肾的气化作用影响着水液代谢的两个方面：一是将水谷精微中具有濡润脏腑组织作用的津液输布全身；一是各脏腑组织代谢利用后的浊液排出体外。

水饮入胃，由脾的运化和转输而上输于肺，肺的宣发和肃降而通调水道，使清者（有用的津液）以三焦的通道而输送到全身，发挥其生理作用；浊者（代谢后的津液）则化为汗液、尿液和气分别从皮肤汗孔、呼吸道、尿道排出体外，从而维持体内水液代谢的相对平衡。此过程，需要肾的蒸腾气化，才能协调肺、脾、膀胱等脏器在水液代谢中所发挥的作用。被脏腑组织利用后的水液从三焦下行而归于肾，经肾的气化作用分为清浊的部分。清者在通过三焦上升，归于肺而再布散于周身；浊者则变为尿液，下输膀胱，从尿道排出体外，如此循环往复，维持水液代谢平衡。经过肾化作用后的尿液，经输尿道而进入膀胱，膀胱储存尿液，达一定程度时，通过膀胱的气化作用，及时自主地从溺窍排出体外。其贮尿与排尿功能有赖于肾的气化，肾的气化则是调节水液代谢的中心环节，也是“肾者主水”“肾为水脏”的具体体现。

在病理时，肾主水的功能失调，气化失司，开阖失度，引起水液代谢障碍。气化失常，关门不利，阖多开少，小便生成和排泄发生障碍可引起癃闭、精浊等病。

（2）从肾论治精浊的治疗方法

①温肾壮阳法治疗精浊。肾的气化作用依赖肾中阳气的蒸腾作用，肾中阳气将膀胱储藏水液中的有用部分，气化蒸腾于肺；再通过肺气的作用化为津，这就是水化为气，气化为津的过程；另一方面，将浊中之浊者，排出体外。所以水下留于膀胱有“化气”“为溺”两个出路。若因房事不节，恣情纵欲，肾精亏虚，阴损及阳；或元阳不足，素体阳虚而致命门火衰，致使肾中阳气亏虚，不能温煦诸脏，则气化失司，该升者不得升，则其降者亦不得降。

肾中阳气亏虚，应该采用温肾壮阳法治疗，方选金匮肾气丸等。其症状主要为：阳痿早泄，甚或稍劳后即尿道口有白浊溢出；头昏神疲，腰膝酸软，形寒肢冷；至阳痿；舌淡胖，苔白，脉沉弱。

②滋阴降火法治疗精浊。相火妄动，所愿不遂，或强忍不泄，或

被阻中断，肾火郁而不散，离位之精化成白浊；或因病久相火伤及肾阴，肾阴暗耗，可出现阴虚火旺证候。主要症状表现为：排尿或大便时尿道口有白浊滴出，遗精或血精，阳事易兴；腰膝酸软，头晕眼花，失眠多梦，舌红少苔，脉细数。治以滋阴降火，方选知柏地黄汤。

4. 从肺论治精浊　历代医家凡遇生殖相关疾病，从肾入手剖析者十之有九，或曰阴虚，或云阳虚，至于精浊亦是如此，非但不能辨证施治，亦难脱助邪可能。中医学以辨证论治为基本法则，于精浊而言亦有诸多证型，正如上文所提及从精室、从肝等入手，都是这一法则的具体运用。且肺为水之上源，朝百脉，主治节，因肺脏失常，而致精浊，则需要从肺论治。

(1)从肺论治精浊的理论基础：陈亦人教授提出："前列腺疾病之病机，莫不与肺息息相关。肺气充盈，气机升降出有度，则津液代谢正常，自无水道不畅、水液潴留之患。若肺气虚弱，宣散失司，气机郁遏，则水道不通，浊阴内壅，故见小便点滴不畅。气机下陷，浊阴阻遏，故每见肛门坠胀疼痛。肺热雍盛，气机不通，不能正常肃降，则津液输布失常，水道通调不利，不能下输膀胱。又因热气过盛，下移膀胱，以致上、下焦均为热气闭阻，形成淋证或癃闭，症见尿急、尿痛、小便淋漓不尽等。"由此可见，肺在前列腺疾病中占有重要位置，故治当以肺为主，虚者补之，陷者升之、热者清之等，并同时兼顾他脏，在肾虚者补肾，脾滞者转脾，肝郁者疏肝。至于痰、瘀之患，有者除之，使治有主从，辨证论治。清代李用粹《证治汇补·癃闭》中所说："一身之气关于肺，肺清则气行，肺浊则气壅，故小便不通。肺气不能宣布者居多，宜清金降气为主，并参他症治之。"

(2)从肺论治精浊的病案精选：陈亦人教授于《从肺论治前列腺增生、慢性前列腺炎》文中举病案一例，论述精当，句句经典，故引用一例至此：患者，男，42岁。1992年3月12日初诊。患者1981年患前列腺炎，曾经中西医治疗而痊愈。去年突又发作，先经西医治疗乏效，而后转中医诊治效果不显，继而中西医合治，仍无效验。屡经更医，数进汤、丸散剂及肌内注射、静脉注射等，均无所效，患者痛苦异常，特来求治。刻诊：肛部坠胀，少腹疼痛，小便色黄，尿道涩痛，便意不了了，口苦咽干，舌尖红，苔薄，脉沉细。

细析此征，一派火热之象，乃肺气不足，邪热壅遏之证。肺虚气陷，则肛部坠胀；肺热内盛，失于肃降，不能通调水道，热移膀胱，则见小便涩痛，点滴难已，便意频频，少腹疼痛；肺失清肃，津液不布，则见口苦咽干等症。急则治标清肺热 再利水道调气机，予下方：桑白皮9g，鱼腥草15g，细生地黄15g，细木通6g，粉甘草6g，杭白芍15g，泽泻15g，柴胡6g，枳实10g，炒橘核10g，当归15g。水煎服，每日1剂。

4月6日二诊：服上方15剂。少腹疼痛减轻，小便较前畅利，但肛门坠胀更甚，近来饮食不香。热象稍减但肺虚更甚，且正虚与标实俱急，若单纯清肺利水，必伤正气，故应标本兼顾，生黄芪30g，党参12g，炙紫菀15g，炙甘草10g，杭白芍15g，金银花12g，炒枳壳10g，春柴胡6g，当归12g，鱼腥草15g。水煎服，每日1剂。

4月24日三诊：上方连服15剂，肛坠之感全部消失，口苦咽干解除，唯小便后尿道仍有涩痛之感，药已中的，但清解宣肺之力不足，故原方加秋桔梗6g，黑山栀6g，又服20剂。诸证消失，遂告痊愈。

上例患者，初诊之时，虽有肺虚，但少腹疼痛，小便涩痛淋漓，标证为急，故急则治标，先拟清肺热、利水道之法，有清肺之意。固患病较久，正气已虚，黄芩苦寒伤阳，不宜投用，故改用鱼腥草，配桑白皮以清肺热：木通、泽泻、细生地黄、生甘草清热解毒，通利小便。四逆散宜通气机；当归、橘核活血疏肝，药入颇效，少腹痛缓，小便畅利，似应效不更方，继进前方。但肛门重坠较前增重，饮食不香。综合分析，此乃肺虚之本显露，首处之方，未予照顾，故及时更方，此即效必更方之意也。因在疑难病辨证过程中，病机复杂，在治疗时应先后有序，待体征一除，或显著缓解后，转而主攻主要病机。因此，初服过程中，往往收到较明显的疗效，否则初投之药，乃为标证而设，病机已变，再服无效，反而有害。故二诊之时，转而标本兼顾，以黄芪、党参、紫菀升补肺气疗其本，以四逆散疏肝理气，以金银花、鱼腥草清肺热、解邪毒。三诊之时，肛坠已愈，唯尿有涩痛，故加入桔梗开宣肺气，黑山栀导三焦之火下行，此即所谓“下病治上，提壶揭盖”之法，故终收全功。

(3)结论:从肺论治精浊的临床适应证广泛,患者出现精浊表现伴口干咽燥,肛门重坠,大便频数,甚或肺部疾病时即可着手。且应分清标本缓急,逐步求之,焉有无功之理,只需辨证施治而已。

5. 从脾论治精浊　脾损日久,运化失司,水谷内停,骤生湿热,聚于下焦是其基本病机。脾虚为本,久损及肝肾而共同致病,导致了前列腺炎的症状表现复杂多样。

(1)从脾论治精浊的理论基础:脾为后天之本,气血生化之源。《医宗必读》:"一有此身,必资谷气,谷入于胃,洒陈于六腑而气至,和调于五脏而血生,而人资之以为生者也。故曰后天之本在脾。"脾失运化水谷,水谷无从化为精气,且人体之气的产生依赖于水谷精微的充养,故气不足以推动血和津液的运行,延至精室,以致前列腺炎并常出现精神萎靡、神疲乏力、少气懒言、生殖功能减退等症状。

脾主失于运化水液,水液不能有效布散而停滞体内,致脏腑之精生成不足。《素问·上古天真论》:"肾者主水,受五脏六腑之精而藏之。"肾精生成不足,故其主闭藏的功能随即减弱,故出现遗精,或阳痿早泄,或尿出白浊,小便淋漓不尽等证。肝失所养,则影响其疏泄功能。肝气不舒,可气郁化热,又可气滞湿停,使湿热聚于下焦,而肾藏精,精化为气,通过三焦布散全身,下焦瘀阻,气机不利,不通则痛,出现尿频、尿急、尿痛。心失所养,故忧虑,失眠,记忆力减退,思想不集中。

(2)从脾论治精浊的治疗:凡以精浊伴见面色萎黄,气短乏力,夜寐不安,胸脘痞闷,大便溏泻,舌淡苔腻,脉细无力。均以脾虚为主要病机,其久损可及肝肾。故治疗原则以健脾利湿为主,辅以疏肝理气、温补肾阳,即可收效。

《从脾论治慢性前列腺炎》文中载方一例:赵某,男,37 岁。2006 年 4 月 11 日就诊。少腹及会阴部憋胀 2 年余,伴尿频、尿急、尿痛 6 个月。刻诊:腰膝重着,尿频数,时有灼痛,尿后流白,小便淋漓,常感倦怠乏力,心烦失眠,性欲明显减退,舌质红,苔厚腻,脉濡数。肛门指检:前列腺大小约 35mm×40mm×45mm,质硬,压痛明显。前列腺液检查：白细胞 12～14 个/HP，卵磷脂小体(+)，细菌培养(-)。诊断为慢性前列腺炎。治以健脾利湿为主，疏肝理气为辅，兼以温补肾阳。

处方：党参 15g，白术 12g，瞿麦 9g，茯苓 12g，柴胡 6g，白芍药 9g，制附子 5 g，炒山药 12g，车前草 15g，栀子 12g，滑石 9g，大枣 9g，炙甘草 3g。水煎服，每日 1 剂。用药 6 剂，诸证明显缓解，续服 6 剂巩固疗效，并配合针灸治疗 15d，针刺取单侧足三里、三阴交、太冲，足三里、三阴交采用补法。太冲用泻法，治疗完毕，症状全部消失。

选方重用四君子汤，旨在健脾益气，脾健则气血生化之源不竭，有了立足之本。车前子清肝热而通膀胱；瞿麦降火通淋；滑石利窍散结；白芍药补血，泻肝，益脾，敛肝阴，与柴胡合用疏肝理气，一收一散，还可防柴胡劫肝阴太过，二药与白术合用，共奏调和肝脾、缓急止痛之功；附子中温脾阳，下补肾阳；山药益肾气，健脾胃，止泄痢，化痰湿，既可助党参健脾益气，又可助白术燥湿化痰，还可助附子温阳化气，滋精固肾；炙甘草与大枣合用柔筋缓急，养心安神。配合针刺单侧足三里、三阴交、太冲。足三里及三阴交手法采用补法，太冲手法用泻法。三阴交要求针感过膝，并艾灸所刺太冲穴，次日灸刺另一侧。足三里属足阳明胃经，三阴交属足太阴脾经，补法旨在健脾益胃，促进脾的升清与胃的降浊。太冲属足厥阴肝经，《灵枢·经脉》曰："肝足厥阴之脉……过阴器，抵少腹。"故用泻法，旨在疏理肝气，因肝肾同源，灸太冲既可温补肝肾，又可防疏泄太过。纵览全方，有补有泻，达到补虚而不敛邪，泻实而不伤正。针灸与组方同遵一法，增强疗效，共致机体达到阴平阳秘，痼疾自解。

(3)结论：从脾论治精浊适用于伴见面色萎黄，气短乏力，夜寐不安，胸脘痞闷，大便溏泻，舌淡苔腻，脉细无力等以脾虚为主要病机的患者。故治疗原则以健脾利湿为主，辅以疏肝理气、温补肾阳，即可收效。

6. *从三焦论治精浊*　精浊辨证以湿、热、瘀、虚为关键，三焦运行水液、通行元气，而湿热下注，败精瘀阻是前列腺炎发生的基本病机，所以祛除湿热和败精等病理产物，从三焦论治前列腺炎具有可行性。

三焦分为上焦、中焦和下焦。其生理功能主要有两个方面:运行水液和通行元气。运行水液:指三焦为水液运行的道路,《素问·灵兰秘典论》曰:"三焦者,决渎之官,水道出焉。"指出三焦有疏通水道,运行水液的作用,是人体水液升降出入及浊液排出的通道,水液在人体内的布散和向体外的排泄,必须以三焦为通道才能实现。所以,三焦水道通利,则水液运行通畅;三焦功能障碍,则水道不畅,水液运行受阻,浊液不能排出。三焦又是元气通行的道路《难经·三十六难》谓:"三焦者,元气之别使也,主通行元气,经历五脏六腑。"上焦包括膈以上的部位,如胸、心、肺、头、颈及上肢;中焦涵盖膈以下脐以上的部位,如脾、胃、肝、胆、肠等;下焦包括脐以下的部位,如肾、膀胱、肠、胞宫、二阴以及下肢等脏腑组织。前列腺是精液和尿液共同的排出通道,是人体气机运行和津液升降出入的关口,所以与三焦有非常密切的关系。

(1)提壶揭盖,通调上焦水道:《东垣试效方·小便淋闭门》:"《三难》云:病有关有格,关则不得小便。又云关无出之由,皆邪热为病也,若肺中有热,不能生水,是绝其源。宜清肺而滋其化源也。"若心火亢盛,下移小肠,且小肠主泌别清浊,功能失常则小便赤涩。故与前文从肺论治精浊相关,上焦郁闭于泌尿系统可见:小便灼热涩痛,尿黄短赤,心烦胸闷口干,舌尖红,苔薄或黄,方选清心莲子饮加减;或小便刺痛,尿末滴白,虚热盗汗,舌淡红,苔薄,脉细数,方用沙参麦冬汤加减。

(2)清热化湿,畅达中焦气机:脾胃居中焦,为人体气机升降出入的枢纽。湿热困脾碍胃,则津液不行,趋于下焦,若临床表现为尿频、尿急、尿痛,尿道灼热,阴囊潮湿,会阴不适,舌红苔滑,脉滑,则可选用五苓散加茵陈蒿、防己、黄柏、炒栀子;若湿浊内盛,证见小便浑浊,白如泔浆,大便时或小便末亦有白色浊液从尿道口溢出,但无排尿不适,舌质淡红,苔白薄或厚滑,脉濡,方用二陈汤加苍术、白术。若病程日久,脾不升清,见尿终末滴白,尿意不禁,尿后余沥,劳累后加重,会阴部隐痛,有下坠感,纳少便溏,阴囊常潮湿,小便清长或频数,神疲乏力,面色无华,舌淡胖有齿痕,苔薄白或薄腻,脉细弱。则属中气不足，治宜健脾益气，升清举陷。方用补中益气汤加减。

(3)调肝益肾，扶助下焦气化：精液和尿液能够顺利经由前列腺排出，有赖于肾的气化。张景岳："所谓气化者，即肾中之气也，即阴中之火也。阴中无阳，则气不能化，若气不能化，则水必不利。唯下焦之真气得行，始能传化，唯下焦之真水得位，始能分清。"若肾气、肾阳虚损，气化不力，则表现为小便淋漓，或大便时有前列腺液、精液自尿道流出，畏寒，腰膝酸软，精神萎靡，多寐，阳痿，舌淡，苔薄白，脉沉迟，宜金匮肾气丸加减。

由上述三条可见，从膀胱论治精浊实属从上焦肺，中焦脾胃，下焦肝肾全面的入手，兼顾诸症，以助三焦气化通利，其病自除。

第三节　中成药治疗

本节部分中成药在上述一节有详细论述，在此不做赘述。

1. 龙胆泻肝丸

【组成】 龙胆、柴胡、黄芩、栀子、泽泻、木通、车前子、当归、地黄、炙甘草。

【主要功效】 清肝胆，利湿热。用于肝胆湿热，头晕目赤，耳鸣耳聋，胁痛口苦，尿赤，湿热带下等证。

【用法用量】 口服，一次 3～6g，一日 2 次。

【注意事项】 ①孕妇、年老体弱、大便溏软者慎用。②忌食辛辣刺激性食物。③有高血压、心律失常、心脏病、肝病、肾病、糖尿病等慢性病严重者，以及正在接受其他治疗的患者，应在医师指导下使用。④服药 3d 后症状无改善，或出现其他严重症状时，应停药，并去医院就诊。⑤按照用法用量服用，小儿、老年体弱患者应在医师指导下服用。⑥长期服用应向医师咨询。

2. 知柏地黄丸

【组成】 知母、黄柏、熟地黄、山药、山茱萸(蜜制)、牡丹皮、茯苓、泽泻。辅料为蜂蜜。

【主要功效】 滋阴清热。用于潮热盗汗、耳鸣遗精、口干咽燥等。

【用法用量】 口服,一次 8 丸,一日 3 次。

【注意事项】 ①孕妇慎服。②虚寒性病证患者不适用,其表现为怕冷,手足凉,喜热饮。③不宜和感冒类药同时服用。④该药品宜空腹或饭前服用开水或淡盐水送服。⑤服药 1 周症状无改善,应去医院就诊。⑥按照用法用量服用,小儿应在医师指导下服用。⑦对该药品过敏者禁用,过敏体质者慎用。

3. 血府逐瘀胶囊

【组成】 桃仁(炒)、红花、赤芍、川芎、枳壳(麸炒)、柴胡、桔梗、当归、地黄、牛膝、甘草。

【主要功效】 活血祛瘀,行气止痛。用于瘀血停滞胸中而见胸痛、头痛,痛如针刺而有定处,或呃逆干呕、烦急、心悸失眠、午后潮热,或唇舌紫暗、舌有瘀点、脉弦涩等证。

【用法用量】 口服,一次 6 粒,一日 2 次,1 个月为 1 个疗程。

【注意事项】 忌食辛冷食物。

4. 逍遥丸

【组成】 柴胡、当归、白芍、白术(炒)、茯苓、炙甘草、薄荷、生姜。

【主要功效】 疏肝健脾,养血调经。用于肝气不舒,胸胁胀痛,头晕目眩,食欲减退,月经不调。

【用法用量】 口服。一次 8 丸,一日 3 次。

【注意事项】 ①忌食寒凉、辛冷食物;②感冒时不宜服用本药。

5. 金锁固精丸

【组成】 沙苑子(炒),芡实(蒸),莲须,龙骨(煅),牡蛎(煅),莲子肉。

【主要功效】 肾虚精关不固,梦遗滑泄,目眩耳鸣,腰膝酸痛,四肢无力,烦躁盗汗,失眠多梦,蛋白尿,白带过多,尿失禁,骨折迟缓愈合等证。

【用法用量】 空腹用淡盐水或温开水送服,每次 9g,一日 2 次。

【注意事项】 肝经湿热下注或阴虚火旺而致遗精者,不宜使用。

感冒发热勿服。

6. 右归丸

【组成】 熟地黄、附子(炮附片)、肉桂、山药、山茱萸(酒炙)、菟丝子、鹿角胶、枸杞子、当归、杜仲(盐炒)。

【主要功效】 温补肾阳,填精止遗。用于肾阳不足,命门火衰,腰膝酸冷,精神不振,怯寒畏冷,阳痿遗精,大便溏薄,尿频而清。

【用法用量】 口服,一次 1 丸,一日 3 次。

7. 济生肾气丸

【组成】 地黄、茯苓、山药、山茱萸(酒炙)、牡丹皮、泽泻、桂枝、牛膝(去头)、车前子(盐炙)、附子(炙)。辅料为蜂蜜。

【主要功效】 温补肾阳,化气行水。用于肾虚水肿,腰膝酸软,小便不利,畏寒肢冷。

【用法用量】 口服,一次 20～25 粒(4～5g),一日 2 次。

【注意事项】 忌房欲、气恼。忌食生冷食物。

第四节 食疗药膳

处方 1

【组成】 田螺 250g,鲜紫苏叶 5 片。

【功效】 清热利湿。

【方法】 将紫苏叶洗净切碎。田螺(先用清水养 2d,并需常换水以除掉泥污)斩去少许田螺尾,洗净控干水,起油锅,下紫苏叶炒几番放田螺炒几番后,放盐炒熟即可,随量食用。

【注意事项】 脾胃虚弱者勿服。

处方 2

【组成】 绿豆芽 250g。

【功效】 清热利湿。

【方法】 将绿豆芽洗净,起油锅炒熟,下盐调味即可,随量食用或佐餐。

【注意事项】 脾胃虚寒或有寒湿者不宜食用。

处方 3

【组成】 鲜莴苣 250g,食盐、黄酒各适量。

【功效】 清热利湿。

【方法】 将鲜莴苣去皮,用冷开水洗净,切丝,以食盐、黄酒调拌即可,随量食用。

【注意事项】 肾阳虚及脾胃虚寒者不宜食用。

处方 4

【组成】 蛤蜊肉 150g,坤草嫩苗 250g,牛膝 15g。

【功效】 利水散瘀。

【方法】 将坤草洗净切碎,牛膝洗净,蛤蜊肉用淡盐水洗净。将清水适量煮沸,放坤草、牛膝,文火煮半小时,去坤草牛膝,放蛤蜊肉再煮 15min,调味即可。随量食用。

处方 5

【组成】 鲜马鞭草 60g,新鲜猪肝 100g。

【功效】 清热解毒,凉血散瘀。

【方法】 将马鞭草洗净切碎,猪肝切片与马鞭草同置瓷盘中,隔水蒸熟服食,每日 1 次

【注意事项】 脾胃虚弱者勿食。

处方 6

【组成】 赤小豆 50g,鲤鱼(或鲫鱼)1 尾。

【功效】 清热利湿。

【方法】 先煮鱼取汁,另水煮赤小豆做粥,临熟入鱼汁调匀(不入佐料)。

第4章

前列腺炎的临床护理与家庭保健

前列腺是男人的生命腺，且前列腺疾病具有反复发作，迁延难愈的特点，所以一定要注意日常保健，避免诱发和加重前列腺疾病的因素。那么如何保健呢？具体如下。

一、饮食禁忌

中医有药食同源一说，认为合理的饮食对疾病的治疗和病情恢复有积极作用，同样不健康的饮食习惯肯定会对身体的恢复造成负面影响，甚至延误加重病情，例如，口腔溃疡多属于中医的“邪火上炎”，此时就应该避免进辛辣刺激食物防止助邪生火，不妨多进些苦瓜、菊花、绿茶等这些具有清热解毒功效的食材药材。虽然通过某些食材进行养生保健是一个不错的选择，但一定要多征询医生的意见，这样才不致偏颇。又如，众所周知的蜂蜜是具有极高营养价值的食物，有补虚、缓急止痛、美容养颜等功效，却并不适合大部分女性食用，因为其高营养容易造成能量过剩，对于部分疾病特别是乳腺病有一定的诱发作用。那么前列腺炎患者应该注意的事项大致总结如下。

1. 忌辛辣食物　中华美食数不胜数，中国菜又分为几大菜系，各有特色，美味中总少不了辣椒、麻椒、肉桂等辛辣刺激调味品的佐助，使菜品色香味俱佳。正如自然界之四季变化，春夏秋冬交替，伴随着“六气”的盛衰，人们可顺时养生不受邪；而当“六气”超过常量时就变为“六邪”，侵袭人体致病。同理天地万物本来就是工人们取用的，但必须有度，辛辣刺激食物亦是如此，每个人的体质不同，对事物的偏好就有所差异，能进辛辣者也应该节制，长期食用辛辣刺激食物容易助火生热，湿邪困滞，可变现为多种疾病，常见的就有湿热下注型的前列腺炎。

前列腺炎患者中湿热下注证型占有很大比例。而辛辣炙煿食物,可助湿热滋生。许多患者反映,偶吃辣或饮酒后即感到症状明显加重。由此可见,忌烟酒辛辣确实是防治前列腺炎的重要。

辣椒、花椒、麻椒、生葱、生蒜、生姜均应少用,而做菜煲汤的葱蒜则不需担心。

2. 忌酒　酒在古方中经常用于煎药中,做蜜丸时也会用到,有时把酒单作为一种药材入方,就是取其具有活血通络的作用,增强某方的效力。生活中也有“饮酒驱寒”一说,可见酒大抵具有助火助热行血的功效,适度饮酒可以起到保健养生的功效,但过量后就可以增加诸多脏器的负担,长期可以出现多种疾病。特别是前列腺,饮酒后持续充血,为细菌的生长提供了良好环境,容易引起前列腺炎。

3. 忌烟　简单的剖开分析,烟卷燃烧的热量进入人体助长人体邪火,煎灼阴津;烟中含有大量的有害物质,对前列腺有刺激作用,长期吸烟的患者大都有舌红苔黄燥,口咽干燥等症状,长期吸烟还可减少周围末梢血运,导致阳痿等疾病发生。

4. 忌发物　前列腺疾病患者对发物非常敏感,临床常见前列腺疾病患者食用发物后出现小便异常症状。可能这些食物进入人体后,刺激机体,诱发使已经病变的前列腺充血、水肿而刺激泌尿生殖系统所致。常见的发物有狗肉、羊肉、雀肉、鹿肉、猪头肉、韭菜、蒜苗等热性食物,此外还应包括咖啡、浓茶等。

5. 忌与药物相克的食物　服用四环素、土霉素、强力霉素等抗生素治疗前列腺炎时,最好少吃或不吃奶酪、黄豆、荠菜等食物。因为这些食物能够与药物相结合,降低治疗效果。

二、饮食选择

前列腺炎患者要如何进行饮食调理呢?在国外曾通过一项研究发现,前列腺液本身就含有一定量的抗菌成分,这种抗菌因子是由含锌蛋白组成的,其主要成分是就是锌元素,由于其抗菌作用与青霉素相似,所以医学界把这一抗菌成分称之为前列腺液抗菌因子。当人患有前列腺炎时，锌含量明显降低，并随着前列腺炎症状的改善和治愈，锌含量也可逐渐恢复正常，这说明锌与前列腺炎的发病有密切关系，所以临床上可采用含锌的药物来治疗前列腺炎，前列腺炎患者也应该多食用含锌的食物，在不与药物冲突的前提下有这样几个选择。

1. 在日常生活中应注意尽量少食用热性的药物　如狗肉、鹿肉、羊肉、甲鱼、枸杞子等食物，防止诱发加重病情。而凉性的鸡肉、猪肉则可以正常食用。建议多吃黑色素含量高的食物，如黑豆、黑米、黑芝麻、核桃、黑木耳，动物肉类、鸡蛋、骨髓、樱桃、桑葚等也有不同程度的补肾功效。鲤鱼、冬瓜、赤豆、银耳有利尿功效，也可以适当多进一些。

2. 高维生素C食物　男性在24岁后精子的质与量都在走缓慢的下坡路，如果有一种不老药能让老化的精子再度充满活力，那就是维生素C。高维生素C的食物有奇异果、橘子、青花椰菜、芦笋等。维生素C可以协助副肾上腺皮质素（一种抗精神压力的荷尔蒙）的分泌，可以对抗压力。

3. 南瓜子　男性40岁以后，大多数人有前列腺肥大的问题。美国一项试验发现，让前列腺肥大的患者服用南瓜子的提取物，确实减少了患者频尿的次数，也改善了其他症状。南瓜子也是维生素E的最佳来源，可以抗老化。南瓜子中含有丰富的微量元素锌。锌是人体必不可少的一种元素，它与新陈代谢、生长发育以及其他多种生理功能的关系极为密切。男性精液里含有大量的锌，体内锌不足，会影响精子的数量与品质。所以男性日常应多吃一些南瓜子。

4. 黄豆　黄豆含有的植物性荷尔蒙有助于稳定男性体内雄/雌性激素的平衡，对预防前列腺肥大、前列腺癌有利。而且黄豆中的植物荷尔蒙对改善男性的骨质流失一样有效。而且多吃黄豆可以补充卵磷脂，卵磷脂已被证实与短期记忆力和学习力有关。

5. 胡萝卜　胡萝卜中含有丰富的β-胡萝卜素。β胡萝卜素会在体内变化成维生素A，作为一种抗氧化物质，可提升身体的抵抗力，有助于预防前列腺炎症和肿瘤的发生。

6. 番茄　食用番茄可以摄取番茄红素，预防和抑制癌症。最新研究成果表明，每天摄取 30mg 番茄红素，可以达到预防前列腺癌、消化道癌及膀胱癌等多种癌症的效果。所含的番茄红素具有“疏通”腺体，预防前列腺疾病的作用。番茄中还含有丰富的维生素 C、钙、钾等，具有稳定血管功能，提高免疫能力及促进钙质吸收和沉积的作用。人体无法合成番茄红素，必须从膳食中摄取，吃一个生番茄只能吸收 0.05mg 的番茄红素。因此，在前列腺疾病的饮食保健中，补充番茄红素是必不可少的。

7. 海鲜　海鲜可以增强性能力。男性精液里含有大量的锌。当体内锌不足时，会影响精子的数量与质量。海鲜类中的蚝、虾、蟹的锌含量很丰富，一只小小的蚝就几乎等于一个人一天中锌的需求量(15mg)。蚝因富含糖原或牛黄酸，还具有提高肝功能的作用，且滋养强身。

三、食疗保健

1. 车前草糖水　每次可用车前草 100g(鲜品 400g)，竹叶心 10g(鲜品 30g)，生甘草 10g，黄片糖适量。制作时，先将车前草、竹叶心、生甘草同放进砂锅内，加进适量清水，用中火煮水，煮 40min 左右，放进黄糖，稍煮片刻即可，每天代茶饮用。

2. 灯心花苦瓜汤　每次可用灯心花 6 扎，鲜苦瓜 200g。制作时，先将苦瓜洗净除瓤和瓜核，切成小段，与灯心花一同煎汤饮用。

3. 冬瓜海带薏米汤　每次用鲜冬瓜(连皮)250g，生薏米 50g，海带 100g。制作时，先将冬瓜洗净切成粗块，生薏米洗净，海带洗净切成细片状。将以上三物同放进砂锅内，加适量清水煮汤食用。

4. 公英银花粥　蒲公英 60g，金银花 30g，大米 100g，砂糖适量。制作时，先将蒲公英、金银花同放进砂锅内，加适量清水煎汁，然后去渣取药汁，再加入大米煮成稀粥。粥成后加入适量砂糖。每日 2 次食用。

5. 土茯苓粥　土茯苓 30g(鲜品 100g)，大米 100g。制作时，先将土茯苓洗净，去外皮，切成片状(已晒干并切成片的，可免此工序)，放进砂锅内，用中火煎煮 30～40min，取汁。将大米加入土茯苓煎汁中，用中火煮粥。每天食 1～2 次。

6. 泥鳅鱼炖豆腐 活泥鳅鱼 500g，鲜豆腐 250g，盐、姜、味精各适量。制作时，先将泥鳅鱼剖开，去鳃及内脏，洗净放入炖盅内，加上食盐、生姜、清水各适量。先用武火烧沸后，再用文火清炖至五成熟。然后，加入豆腐块于炖盅内，再用文火炖至泥鳅鱼肉熟烂，加味料即可佐餐食用。

7. 白玉兰猪瘦肉汤 鲜白玉兰(又称白兰花)30g(干品 10g)，鲜猪瘦肉 150g。制作时，先将猪瘦肉洗净切块，与白玉兰同放入砂锅内，加进适量清水，用中火煲汤。汤成后，加食盐少许调味即可。

8. 芪茅饮 生黄芪 30g，白茅根 30g(鲜品 60g)，肉苁蓉 20g，西瓜皮 60g(鲜品 200g)，砂糖适量。制作时，先将黄芪、白茅根切段，与肉苁蓉、西瓜皮同放进砂锅内，用中火煮汤饮用，每日饮 2～3 次。

9. 参芪杞子粥 党参 30g，黄芪 30g，枸杞子 10g，大米 100g。制作时，先将党参、黄芪同放砂锅内，加适量清水，用中火煎汁。与此同时，将枸杞子、大米共放进另一锅内煮粥。待煮至粥半熟时，倒入参芪药汁再煮成粥，调味后早晚服食。

四、运动保健法

前列腺作为生殖系统的重要器官有“好动不好静”的特性。前列腺内部的结构像城市的道路交通，纵横交错，“道路”有宽有窄，有直的也有弯曲的，它的结构又像河流湖泊，枝枝杈杈，前列腺分泌的液体需要及时排出，它既有自身的驱动力，又需要借助外力来加强循环。所以，前列腺患者需要运动来保持健康。

1. 晨练保健法 晨练时以大树或建筑物墙体为撞击依托物，背向被撞击物，用臀部撞击，撞击速度以 2～3s 一次为宜，每次撞击感到臀部震动为适度，循序渐进，每次撞击 30～50 下，锻炼次数不限。臀部撞击活动有促进前列腺血液循环的作用。

偶尔乘坐颠簸的公交车或者长途车也会有意想不到的缓解，这应该属于一种变相按摩法。

2. 爬山保健法 爬山时，上山身体前倾，下山时身体向后倾斜，有利于腰部、髋部、前列腺部的血液循环。无山的条件下，用爬楼梯代替爬山，反复上下楼梯。速度与运动量以身体不累、不气促、微汗为适度。

3. 站立保健法　平素应该保证不久坐、不坐软椅，避免会阴部位受压，以保护前列腺的血液循环。有两类人易患前列腺炎，其一是职业骑士、自行车手，另一种就是驾驶员。他们的会阴部位持续受压，影响前列腺血液流通，致使前列腺组织一直处于充血和淤血状态，为细菌的滋生提供有利条件。

经常骑自行车的人和久坐性质的工作人员，也易患前列腺炎。对于长途骑自行车和养成不久坐的习惯的人应该有：1h 左右站起来做做晃髋、撞臀活动的意识，以改善前列腺的血液循环。

4. 体操保健法　适量规律的体育锻炼不仅可强健身体，又能改善局部血液循环，减少淤血发生，相应提高前列腺的抗病能力。实践证明，体育运动对前列腺有积极的保健作用。

第一节，身体仰卧，两腿自然伸直，将臂部抬起后放下，反复 10 次。

第二节，身体仰卧，两腿屈膝，两脚移向臂部以肩、脚着床，将臂部高高抬起，同时深吸气，提肛，臂部放下，同时放松，深呼气，反复 12～20 次。

第三节，身体仰卧，两腿自然伸直，腰身如鱼游水一般左右摆动 100～200 次。

第四节，两腿伸直，离床 40°左右，双腿交叉，外展 50～100 次。

第五节，身体仰卧，两腿抬起，做骑自行车的蹬踏动作 50～100 次。

第六节，站立，肌肉放松，两脚分开与肩同宽，两手握空拳，以腰为轴左右旋转，腰左转时，右拳右前臂轻击小腹，左拳左前臂轻击尾间，腰右转时，左拳左前臂轻击小腹，右拳右前臂轻击尾间，如此反复 20 次。

5. 慢跑保健法　慢跑是保养前列腺的最佳运动形式。跑步时，盆底肌肉规律而有节奏地张弛，仿佛是把前列腺放在“蹦床”上，让它在上面“弹跳”，使前列腺及其周围器官和组织的血液活起来。另外，跑步时，腹腔内脏器，尤其是肠管及大网膜，有规律、有力度地对前列腺造成冲击，起到了对前列腺的“按摩”作用。

6. *散步保健法*　散步不拘形式，可以缓缓步行，也可快速行走，也可以走走停停，时快时慢，时间可多可少，各人根据体力情况进行。晨起时，各方面的功能活动都处于抑制状态，进食后，各方面的功能集中于胃以助消化食物，在这种情况下不宜快速行走，宜缓缓溜达。体质虚弱，病后或年老者，也不宜快速行走。散步时，最好换上运动鞋、平底布鞋或胶鞋，衣着要宽松舒适。散步时应该让全身放松，去掉一切杂念，做到心境平和，无忧无虑。

7. *养生功保健法*　养生功是中国功夫精华之一，它既能健身又能预防疾病，按中医经络学说“气在血之前，气行则血行”和“气滞则血瘀”“通则不痛，痛则不通”的理论，以意引气，强身健体，祛病养精。

【练功方法】　仰卧，双腿放松伸直，目微合，呼吸均匀，左右手平举，掌心相向，距离与自身胸宽相等，如抱球状，意念手心中有一弹性球体，用气不用力向内推压，意感球有抵抗力，当两手心距离约 10cm 时，再向外拉，意念两手心有气互相吸引，反复练习，晚睡前练习 80min。练一段时间之后，在练功时感觉双手心发热即有了气感。

导引保健功达到标准为：“内推有球，外拉有气，手心生热、息平神定”，长年坚持不懈。

练功时有了“气”之后（即手心发热）用双手心捂住阴茎、睾丸和会阴部几分钟，然后再重复动作 10 次。作用：促进前列腺血液循环，提高前列腺免疫功能。

【注意事项】　气功保健是以姿势为基础，意念为主导，呼吸是关键，而且是相互联系，相辅相成的。要相信养生功的防病治病作用，但不会有立竿见影的效果，必须持之以恒，循序渐进。刻苦练习，掌握要领，以达到预期的目的。生活要有规律，养成按时练功的习惯，练功时要避免七情（喜、怒、忧、惧、爱、憎、欲）干扰，保持精神愉快。专家提醒患者，运动保健作为一种保健方法，可以辅助治疗前列腺炎，但是方法不当同样会对身体产生很严重的不良影响，而且，首要的是调整好心态，要学会享受生活。练功前不做剧烈运动，调整好情绪，宽衣松带，排出大小便，避免过饥或过饱，放松身心，排除杂念。

练功地点环境要清洁、安静，空气要新鲜，避免外界干扰，姿势和功法因人而异，最好专练一种，不要混练，每次可练 30～60min，每日 1～2 次。练功之初应做好准备功，练功之末应收功，练功过程中应轻松自然。初练功或因急于求成，或因方法不当，往往会出现一些不良反应，应注意预防和及时纠正。

练功时出现心跳加快，多因呼吸一松一紧，过于用力，练功时间过长疲劳所致。应调整呼吸，减少练功时间。

练功时出现头晕眼花、腰腿酸痛或麻木，多因练功时身体较弱或姿势僵硬所致，应减少练功时间或练功过程中稍事休息，活动肢体。

练功时出现的呼吸不匀、气息不顺、心烦意躁、坐立不安、睡眠与饮食欠佳等状况，多因调息不得法或练功时思想不集中，精神不愉快所引起，用吹气法或细长出气来调节呼吸，即能消除反常现象。

练功时出现皮肤发痒，如似虫咬，心热如火炙，手足冷如水浇，两肩酸软沉重，四肢浮泛不实，甚至产生种种幻觉、恶念，时苦忧，时惊恐，嬉笑无常等。多因练功者意念过重，精神紧张所致，认真调整呼吸，调适意念，安定精神后，上述现象可以消失。

练功中出现的饥饿感或腹部胀痛状况。多因腹式呼吸过猛，或饭后未消化即行练功所致，应用自然腹式呼吸或轻轻用手按摩腹部，正反方向各 30 次，便能自行消失。

练功后发生遗精者属精满而溢，如遗精后乏力神疲，且次数频繁者属肾亏。应用意念以提肾提肛并用两手在尾椎骨处运气按摩或用外功点按肾俞、命门穴，以补肾气，可以达到调控的目的。

因练功者急于求成，刻意追求“热气团”“顺大小周天”等产生幻想，朝夕期盼妙感来临，以致胸腔肋骨、脊背胀痛等，这时应顺乎自然，莫去追求，然一旦全通，热气团到来，必然顺势引导，不能抑制，运气畅通则不发生偏差。

五、生活起居保健

前列腺炎一般不用住院治疗，“家庭-门诊”服药也可获得比较满意的疗效。但患者确实需要改变一些不良的生活起居习惯，来配合医生进行前列腺炎的综合治疗，这样才能最快地达到理想效果。在医生明确诊断为前列腺炎之后，一定要遵照医嘱正确煎药、坚持按时服药，注意饮食习惯，增加适当运动，节制规律的性生活，病情肯定可以到达改善和痊愈。在这个大的前提下，生活起居需要注意一下几点。

1．*养成健康规律的生活习惯*　制订有规律的生活作息计划，生活起居有常；早睡早起：按时间作息，不熬夜，防止过度劳累，不睡懒觉，保持精神充沛；坚持适当的体育锻炼，改善自身血液循环；频频饮水，以热水为佳，促进前列腺液随尿液排出，同时冲刷尿道；避免辛辣刺激，减少前列腺充血，自然就减少了因充血引起的性冲动，对于前列腺保健和节制性生活有积极作用，同时还可以避免生火助热。此外，还应注意保持清心寡欲，洁身自好，杜绝性传播疾病。

2．*规律节制的性生活*　不少慢性前列腺炎患者，对性生活存在顾虑，他们担心性生活会将病原体传播给配偶，或者认为性生活会加重前列腺炎，还有一些伴有射精痛的患者，更对性生活敬而远之。所以，相当一部分慢性前列腺炎患者，过着长期禁欲的生活。实际上，性兴奋使得前列腺液分泌增加，频繁地产生性兴奋而不排精，会造成前列腺持续充血、前列腺液积聚在前列腺管内，为病原体的生长繁殖和播散提供了良好的环境和媒介。经研究发现，适度规律的性生活可以缓解心理压力，及时排出前列腺液，解除前列腺液淤滞，改善局部血液循环，促进炎症的吸收和消散，有助于前列腺正常功能的发挥和患者的康复，提高生活质、改善心理状态。但切忌房事或自慰过频，否则又会对包括前列腺在内的泌尿生殖系统造成损害。

3．*注意个人卫生*　勤洗澡，勤换内衣，保持清洁。洗温水澡可以缓解肌肉与前列腺的紧张，减缓不适症状，经常洗温水澡无疑对前列腺患者十分有益。男性的阴囊伸缩性大，分泌汗液较多，加之阴部通风差，容易藏污纳垢，局部细菌常会乘虚而入，如果发生逆行感染，就会导致前列腺炎、精囊炎、附睾炎等泌尿生殖系疾病。因此，坚持清洗下体，太阳暴晒内裤是预防前列腺炎等疾病的一个重要环节。此外，同房前后双方都应该首先清洗外生殖器，房事后及时排尿冲刷尿道都是应该牢记的防范因素。在冬季注意生殖器、会阴部清洁的同时，还要注意保暖，防止受寒感冒，前列腺对寒冷非常敏感；而感冒又会降低体质，间接影响了前列腺疾病。

4. 多饮水，不憋尿　前列腺炎可引起尿频、尿急等不适，饮水后症状会有加重趋势，因此部分前列腺患者不敢喝水。前列腺炎患者多饮水没有想象中的那么简单，有着很多细节需要注意：①不要一次性大量饮水，建议少量频频饮入；②建议喝热水，凉开水效果不佳；③饮水后尿频加重，但只要能够坚持，膀胱气化功能就会在2～3个月恢复，饮水后尿频也就逐渐缓解，尿线变粗、尿无力改善；④摆正心态，不憋尿。前列腺炎患者出现尿频常因为次数多碍于面子而不去排尿，个人建议索性不要顾及这些，有尿就去排，你会发现心理压力和症状都会有所改善。且及时排尿可以减少高浓度尿液对前列腺的刺激，对缓解症状有积极作用。

5. 保持心情舒畅　在身体有不适时，更应该强迫自己放松心情，不要总是纠结于某些问题，反复的查阅资料，反复的担心能不能恢复只会给自己增加负担。最明智的选择就是治疗交给医生，配合自己做好，保持心情舒畅，合理作息，注意饮食，食疗运动，在生活充满正能量的时候，离痊愈还会远吗？

六、心理调节保健

前列腺炎的治疗经常是一个漫长的过程，患者在花费大量时间、精力和财力之后，症状仍然没有明显缓解。出现诸如焦虑、悲观、烦躁等负面情绪，失去治愈信心，长期生活在一种压抑感之下，严重影响了正常的生活和工作，很大程度上影响了疾病的治疗效果。此外，由于部分无良医院的错误、夸大宣传，不良的网络信息泛滥都对患者本来脆弱的心理造成冲击，在一次次的就诊受骗后，失去了最后的一点信心。这是当今社会进步过程中不可避免的一个黑页，希望本书可以为处于迷茫中的患者带去些许光亮。

对于前列腺炎治疗结果的认识，大部分人包括某些临床医生都存在误区：前列腺炎是否可以根治？个人认为前列腺炎不能根治，且容易受到生活作息的影响，如即使在已经非常注意饮食习惯的情况下，不小心感冒，身体状态下降，就有可能复发；且每次治疗后期多会出现症状迁延一段时间后症状才能完全消失，这时候需要什么？那就是坚持。

“根治”意识是心态问题，要知道并不是所有疾病都能根治。在患过前列腺炎后，我们索性称为前列腺炎体质，这种体质的人就是比别人容易发生尿频、小腹不适等。那么要做的不是去纠结，不是去抱怨，而是注意生活习惯，尽量避免那些诱发和加重前列腺炎的因素，平时多参加运动，多饮水等。身体素质提高了，可使前列腺炎的发作频率、每次发作的不适程度、发作的持续天数降低。如此几月、半年甚至 1 年不复发，这不就是达到了根治的效果吗？

应当顺应自然的规律，不去强加管制某些事物，反而更加容易使自己由混乱状态变得规律起来。对待前列腺炎也是如此，应该用科学的态度认识疾病，放松心态，纠正不科学的生活习惯，病情就会逐渐好转、痊愈。

前列腺炎好像是男性感冒，在特定的人群中很普遍；前列腺炎不是很严重的疾病，但是短期内较难治愈，但这又取决于你自己；症状常常持续存在，并且变化多端，但不要焦虑。患者打消以下三个错误的观点：①认为前列腺会引起癌变；②前列腺炎必然影响生育；③前列腺炎无法彻底治愈。

另外，过于谨小慎微的生活心态不适合前列腺炎患者，不要下意识地将注意力集中在自己的病情上面，去体会某种症状或不适，不妨采取“无为而治”的态度，尝试摒弃焦虑、抑郁的情绪，反而可能有意想不到的效果。

七、自我按摩及推拿保健

中医学认为，前列腺炎多由房事不节、手淫过度致肾气不足；嗜辣酗酒致湿热内蕴；情志郁结致气滞血瘀而成。所谓“不通则痛”，按摩及推拿保健的根本目的是使气血通畅、通经活络，由此来缓解疼痛。按摩保健，贵在坚持，但不少病患可能会因为各种原因而不能天天去医院进行治疗，由此达不到很好的效果。其实，只要掌握基本的按摩推拿部位和手法，在家中也可以由家人帮助或自己进行保健，方法有以下几种。

1. 常规自我按摩　患者取下蹲位或侧向屈曲卧位，便后清洁肛门及直肠下段后，用自己的中指或示指按压前列腺体，每次按摩 3～5min，以每次均有前列腺液从尿道排出为佳。按摩时用力一定要轻柔，按摩前可用肥皂水润滑指套，减少不适。每次按摩治疗至少间隔 3d 以上。如果在自我按摩过程中，发现前列腺触痛明显，囊性感增强，要及时到专科门诊就诊，以避免慢性前列腺炎出现急性发作的情况。

2. 取穴按摩

(1)取仰卧位，左脚伸直，左手放在神阙穴(肚脐)上，用中指、示指、环指三指旋转，同时再用右手三指放在会阴穴部旋转按摩，一共 100 次。完毕换手做同样动作。肚脐的周围有气海、关元、中极各穴，中医学认为是丹田之所，这种按摩有利于膀胱恢复。小便后稍加按摩可以促使膀胱排空，减少残余尿量。会阴穴为生死穴，可以通任督二脉，按摩使得会阴处血液循环加快，起到消炎、止痛和消肿的作用。

(2)耳穴按摩：双耳耳面分布着可与身体其他部位交感的各种穴位及脏器反射区，工作之余或起床之前要捏揉前列腺、交感、尿道、肾、输尿管及膀胱反射区。每日不少于 3 次，每次不少于 2min。

(3)足穴按摩：人体足部同耳穴一样，分布着可与身体其他部位交感的各种穴位及脏器反射区，每日早晚搓揉双足上的前列腺、膀胱、输尿管、肾、肾上腺及直肠反射区，每次需 4min 左右。

(4)体穴按摩

①仰卧时,双手扪在腹部,以双手指尖推摩下腹部肾经走行区域,即从肓俞穴至横骨穴来回推摩,然后向下沿腹股沟绕阴器推摩,各 50 次。坐位时,双手自腰部肾脏区域向下至尾骶部来回推揉,直到发热为止;两手分别捏揉对侧大腿内侧阴陵泉、三阴交等穴位;用手或理疗器具摩擦两足心涌泉穴,直到发热。

②仰卧位,双腿屈曲,尽量使腹部放松。然后双手搓热,左手掌置于小腹上(肚脐以下的部位),右手放在左手的手背上,按顺时针方向按摩,第 1 个月每次按摩 100 圈,第 2 个月每次按摩 200 圈,第 3 个月开始每次按摩 300 圈。在按摩的同时,可配合按压关元穴(肚脐正中直下 10cm 处)、气海穴(肚脐正中直下 5cm 处)、中极穴(肚脐正中直下 13cm 处),每个穴位各压 100 次。

3. 推拿保健

(1)腰骶部:俯卧或端坐位,按揉腰骶部左右各 30 次;点按肾俞(人体肾俞穴位于腰部,第 2 腰椎棘突下,旁开 1.5 寸)、膀胱俞(在骶部,骶正中嵴旁 1.5 寸,平第 2 骶后孔)、大肠俞(该穴位于腰部,第 4 腰椎棘突下,旁开 1.5 寸)、命门(命门穴位于人体的腰部,后正中线上,第 2 腰椎棘突下凹陷处)、八髎(上髎、次髎、中髎和下髎,左右共 8 个穴位,分别在第 1、2、3、4 骶后孔中,合称“八穴”)、会阴(位于人体的会阴部,男性当阴囊根部与肛门连线的中点,女性当大阴唇后联合与肛门连线的中点);推擦骶部八髎穴,以透热(局部皮肤微红发热)为度。

(2)下腹部:仰卧或端坐位,按揉下腹部左右各 30 次;点按气海(脐下 1.5 寸)、关元(在下腹部,前正中线上,脐中下 3 寸)、中极(人体正中线上,脐中下 4 寸)、曲骨(中极下 1 寸);斜擦双侧腹股沟至热为度;双手重叠按压腹部正中至有动脉搏动处,保持姿势 20s,突然松手,腹部应有热感下窜。

(3)下肢部:仰卧或端坐位,按压和推擦大腿内侧;点按足三里(外膝眼下四横指、胫骨边缘)、阴陵泉(小腿内侧,当胫骨内侧踝后下方凹陷处)、三阴交(足内踝上 3 寸);揉、擦足底涌泉至透热为度。

(4)睾丸、阴囊精索部:有阴囊坠胀及性功能障碍者可行此法。仰卧或端坐,以拇、示二指捻揉两侧阴囊精索部各50次;以拇、示、中三指搓、揉、捏两侧睾丸各50次。

以上诸法每日早晚各做1次,每次不少于5min。一般3个月左右可开始见效,待症状全部消失后,还需巩固3～6个月。这些方法具有疏通气血、改善前列腺血运、排出分泌物淤积、调整前列腺功能等作用,不失为自我保健的办法。在自我按摩及推拿期间,也应注意忌烟酒类辛辣品,少骑或不骑自行车。

参 考 文 献

陈国宏，李兰群.2007.从心肝论治精浊[J].北京中医药大学学报(中医临床版)，14(1)：40-41.

陈红风.2005.中医外科学普通高等教育“十五”国家级规划教材，新世纪全国高等中医药院校七年制规划教材[M].中国中医药出版社，10.

陈亦人.2000.从肺论治前列腺增生、慢性前列腺炎[J].中国乡村医生杂志，7：35-37.

戴秋孙，沈巧云.1997.实用针灸治疗学[M].北京：人民卫生出版社.

高继穌.1994.中医男科证治类粹[M].天津：天津科学技术出版社，10.

高兆旺，宋景贵，张丽.2001.论精室瘀阻是慢性前列腺炎的主要病机[J].济南：山东中医药大学学报，5：335-337.

高兆旺.2003.实用中医男科学[M].济南：山东科学技术出版社.

郭瑞林.1994.实用男性疾病诊断治疗学[M].北京：人民军医出版社，5.

何清湖，秦国政.2005.中西医结合男科学[M].北京：人民卫生出版社，5.

江海身.2003.叶天士治疗精浊(慢性前列腺炎)思路探析[J].中国性科学，12(2)：38-39，32.

李兰群，周强.2002.李曰庆论治慢性前列腺炎经验[J].山东中医杂志，21(12)：745-747.

刘龙飞，王龙，鲁特飞，等.2012.UPOINT：一种新的慢性前列腺炎/慢性盆腔疼痛综合征表现分类系统[J].中华男科学杂志，18(5)：442.

马也，杨天骄，李一兵.2007.从脾论治慢性前列腺炎[J].河北中医，29(2)：152.

那彦群，等.2013.中国泌尿外科疾病诊断治疗指南[M].北京：人民卫生出版社，12.

周仲瑛.2007.中医内科学.普通高等教育“十一五”国家级规划教材[M].中国中医药出版社，2.

附录A

中华医学会泌尿外科分会(CUA)2011前列腺炎诊断治疗指南

一、概念与分类

前列腺炎是一组疾病,其概念和分类是一个密不可分的统一体,并随着对其认识的深入而发生变化。

1. *传统的分类方法* 急性细菌性前列腺炎(acute bacterial prostatitis,ABP),慢性细菌性前列腺炎(chronic bacterial prostatitis,CBP),慢性非细菌性前列腺炎(chronic nonbacterial prostatitis,CNP),前列腺痛(prostatodynia,PD)。该分类体现了过去以感染为前列腺炎主要病因的认识。

2. *新的分类方法* 1995年,美国国立卫生研究院(National Institutes of Health,NIH)制定了一种新的分类方法。

Ⅰ型:相当于传统分类方法中的ABP。

Ⅱ型:相当于传统分类方法中的CBP。

Ⅲ型:慢性前列腺炎/慢性骨盆疼痛综合征(chronic prostatitis/chronic pelvic pain syndromes,CP/CPPS),相当于传统分类方法中的CNP和PD,是前列腺炎中最常见的类型,约占慢性前列腺炎的90%以上。

根据EPS/精液/VB_3常规显微镜检结果,该型又可再分为$Ⅲ_A$(炎症性CPPS)和$Ⅲ_B$(非炎症性CPPS)2种亚型:$Ⅲ_A$型患者的EPS/精液/VB_3中白细胞数量升高;$Ⅲ_B$型患者的EPS/精液/VB_3中白细胞在正常范围。

Ⅳ型:无症状性前列腺炎(asymptomatic in-flammatory prostatitis,AIP)。以上分类中的Ⅰ型和Ⅱ型前列腺炎是定位于前列腺的急性或慢性感染性疾病。

Ⅲ型前列腺炎(慢性前列腺炎/慢性骨盆疼痛综合征)的发病机制、病理生理学改变还不十分清楚。目前认为,其可能是在病原体和(或)某些非感染因素作用下,患者出现以骨盆区域疼痛或不适、排尿异常等症状为一致特征,具有各自独特病因、临床特点和结局的一组疾病。

Ⅳ型前列腺炎(无症状性前列腺炎),有助于男性不育、血清PSA升高患者的鉴别诊断。

二、诊　断

(一)诊断原则

推荐按照NIH分型诊断前列腺炎。

1. Ⅰ型　诊断主要依靠病史、体格检查和血、尿的细菌培养结果。对患者进行直肠指检是必需的,但禁忌进行前列腺按摩。在应用抗生素治疗前,应进行中段尿培养或血培养。经36h规范处理,患者病情未改善时,建议进行经直肠B超等检查,全面评估下尿路病变,明确有无前列腺脓肿。

2. Ⅱ型和Ⅲ型(慢性前列腺炎)　须详细询问病史、全面体格检查(包括直肠指检)、尿液和前列腺按摩液常规检查。推荐应用NIH慢性前列腺炎症状指数(NIH chronic prostatitis symptom index,NIH-CPSI)进行症状评分。推荐“两杯法”或“四杯法”进行病原体定位试验(附表A-1)。

为明确诊断及鉴别诊断,宜选择的检查有精液分析或细菌培养、前列腺特异性抗原(prostate-specific antigen,PSA)、尿细胞学、经腹或经直肠B超(包括残余尿测定)、尿流率、尿动力学、CT、MRI、尿道膀胱镜检查和前列腺穿刺活检等。

3. Ⅳ型　无症状,在前列腺按摩液(EPS)、精液、前列腺按摩后尿液、前列腺组织活检及前列腺切除标本的病理检查时被发现。

(二)诊断方法

前列腺炎具体诊断方法包括如下(附表A-1)。

1. 临床症状

(1)Ⅰ型:常突然发病,表现为寒战、发热、疲乏无力等全身症状,伴有会阴部和耻骨上疼痛、尿路刺激症状和排尿困难,甚至急性尿潴留。

(2)Ⅱ和Ⅲ型:临床症状类似,多有疼痛和排尿异常等。Ⅱ型可表现为反复发作的下尿路感染。Ⅲ型主要表现为骨盆区域疼痛,可见于会阴、阴茎、肛周部、尿道、耻骨部或腰骶部等部位。排尿异常可表现为尿急、尿频、尿痛和夜尿增多等。由于慢性疼痛久治不愈,患者生活质量下降,并可能有性功能障碍、焦虑、抑郁、失眠、记忆力下降等。

(3)Ⅳ型:无临床症状。

附表 A-1 Ⅱ型和Ⅲ型前列腺炎诊断建议

- 必需项目
  - 病史
  - 体格检查(包括直肠指检)
  - 尿常规检查
  - 前列腺按摩液常规检查
- 推荐项目
  - NIH-CPSI
  - 下尿路病原体定位检查:“四杯法”或“两杯法”
- 可选择项目
  - 实验室检查
    - 精液常规及病原体培养
    - 尿细胞学
    - PSA
  - 器械检查
    - 尿流率
    - 侵入性尿动力学检查(包括压力·尿流率测定或影像尿动力学)
    - 尿道膀胱镜
  - 影像学检查
    - 经腹或经直肠B超(包括残余尿测定)
    - CT
    - MRI
  - 前列腺穿刺活检

2. 体格检查

(1)Ⅰ型:体检时可发现耻骨上压痛、不适感,有尿潴留者可触及耻骨上膨隆的膀胱。直肠指检可发现前列腺肿大、触痛、局部温度升高和外形不规则等。禁忌进行前列腺按摩。

(2)Ⅱ型和Ⅲ型:直肠指检可了解前列腺大小、质地、有无结节、有无压痛及其范围与程度、盆底肌肉的紧张度、盆壁有无压痛,按摩前列腺获得EPS。直肠指检前,建议留取尿液进行常规分析和尿液细菌培养。

3. 实验室检查

(1) EPS常规检查:正常的EPS中白细胞<10个/HP,卵磷脂小体均匀分布于整个视野,pH为6.3~6.5。红细胞和上皮细胞不存在或偶见。当白细胞>10个/HP,卵磷脂小体数量减少,有诊断意义。胞质内含有吞噬的卵磷脂小体或细胞碎片等成分的巨噬细胞,也是前列腺炎的特有表现。如前列腺按摩后收集不到EPS,不宜多次重复按摩,可让患者留取前列腺按摩后尿液进行分析。

(2)尿常规分析及尿沉渣检查。

(3)细菌学检查

①Ⅰ型:应进行中段尿的染色镜检、细菌培养与药敏试验及血培养与药敏试验。

②慢性前列腺炎(Ⅱ型和Ⅲ型):推荐"两杯法"或"四杯法"病原体定位试验。

Ⅰ."四杯法":区分男性尿道、膀胱和前列腺感染(附表A-2)。

附表A-2 "四杯法"诊断前列腺炎结果分析

类型	标本	VB_1	VB_2	EPS	VB_3
Ⅱ型	WBC	−	+/−	+	+
	细菌培养	−	+/−	+	+
$Ⅲ_A$型	WBC	−	−	+	+
	细菌培养	−	−	−	−
$Ⅲ_B$型	WBC	−	−	−	−
	细菌培养	−	−	−	−

Ⅱ.“两杯法”:通过获取前列腺按摩前、后的尿液,进行显微镜检查和细菌培养(附表 A-3)。

附表 A-3 “两杯法”诊断前列腺炎结果分析

类型	标本	按摩前尿液	按摩后尿液
Ⅱ型	WBC	+/−	+
	细菌培养	+/−	+
$Ⅲ_A$型	WBC	−	+
	细菌培养	−	−
$Ⅲ_B$型	WBC	−	−
	细菌培养	−	−

(4)其他病原体检查

①沙眼衣原体检测。

②支原体检测:主要为溶脲脲原体(Ureaplasma urealyticum,Uu)和人型支原体(myco-plasma hominis,Mh)。

由于沙眼衣原体和支原体也可能存在于男性尿道中,建议先取尿道拭子检测,在排除尿道感染后,再进行 EPS 检测,以进一步明确是否为前列腺感染。

(5)其他实验室检查。

4. 器械检查

(1)B 超。

(2)尿动力学:①尿流率;②侵入性尿动力学检查。

(3)膀胱尿道镜:膀胱尿道镜为有创性检查,不推荐前列腺炎患者常规进行此项检查。

5. CT 和 MRI　对鉴别精囊、射精管等盆腔器官病变有潜在应用价值,但对于前列腺炎本身的诊断价值仍不清楚。

(三)鉴别诊断

Ⅲ型前列腺炎缺乏客观的、特异性的诊断依据,临床诊断时应与可能导致骨盆区域疼痛和排尿异常的疾病进行鉴别诊断，以排尿异常为主的患者应明确有无膀胱出口梗阻和膀胱功能异常。需要鉴别的疾病包括良性前列腺增生、睾丸附睾和精索疾病、膀胱过度活动症、神经源性膀胱、间质性膀胱炎、腺性膀胱炎、性传播疾病、膀胱肿瘤、前列腺癌、肛门直肠疾病、腰椎疾病、中枢和外周神经病变等。

Ⅲ型前列腺炎患者经治疗后症状无缓解，应根据具体情况，选择进一步的检查，除外上述疾病。

三、治　疗

前列腺炎应采取综合治疗。

Ⅰ型前列腺炎的抗生素治疗是必要而紧迫的。一旦得到临床诊断或血、尿培养结果后，应立即应用抗生素治疗。推荐开始时经静脉应用抗生素。待患者发热等症状改善后，推荐使用口服药物，疗程至少4周。症状较轻的患者也应使用抗生素治疗2～4周。

伴尿潴留者可采用耻骨上膀胱穿刺造瘘引流尿液，也可采用细管导尿，但留置尿管时间不宜超过12h。伴脓肿形成者可采取经直肠超声引导下细针穿刺引流、经尿道切开前列腺脓肿引流或经会阴穿刺引流。

Ⅱ型和Ⅲ型慢性前列腺炎的治疗目标主要是缓解疼痛、改善排尿症状和提高生活质量，疗效评价应以症状改善为主。

(1)一般治疗：健康教育、心理和行为辅导有积极作用。患者应戒酒，忌辛辣刺激食物；避免憋尿、久坐，注意保暖，加强体育锻炼。

(2)药物治疗：最常用的药物是抗生素、α受体阻滞药、植物制剂和非甾体类消炎镇痛药，其他药物对缓解症状也有不同程度的疗效。

①抗生素

Ⅱ型：根据细菌培养结果和药物穿透前列腺的能力选择抗生素。

前列腺炎确诊后，抗生素治疗的疗程为4～6周，其间应对患者进行阶段性的疗效评价。疗效不满意者，可改用其他敏感抗生素。推荐可供选择的抗生素有氟喹诺酮类(如环丙沙星、左氧氟沙星、洛美沙星和莫西沙星等)，四环素类(如米诺环素等)和磺胺类(如复方磺胺甲噁唑)等药物。不推荐前列腺内注射抗生素的治疗方法。

$Ⅲ_A$ 型:推荐先口服氟喹诺酮等抗生素 2～4 周,然后根据疗效反馈决定是否继续抗生素治疗。只在患者的临床症状确有减轻时,才建议继续应用抗生素。推荐的总疗程为 4～6 周。部分此型患者可能存在沙眼衣原体、解脲脲原体或人型支原体等细胞内病原体感染,可以口服四环素类或大环内酯类等抗生素治疗。

$Ⅲ_B$ 型:不推荐使用抗生素治疗。

②α 受体阻滞药:α 受体阻滞药能松弛前列腺和膀胱等部位的平滑肌而改善下尿路症状和疼痛,因而成为治疗Ⅱ型/Ⅲ型前列腺炎的基本药物。

推荐使用的 α 受体阻滞药主要有阿夫唑嗪(alfuzosin)、多沙唑嗪(doxazosin)、萘哌地尔(naf-topidil)、坦索罗辛(tamsulosin)和特拉唑嗪(tera-zosin)等。α 受体阻滞药可能对未治疗过或新诊断的前列腺炎患者疗效优于慢性、难治性患者,较长程(12～24 周)治疗效果可能优于较短程治疗。α 受体阻滞药的疗程至少应在 12 周以上。α 受体阻滞药可与抗生素合用治疗 $Ⅲ_A$ 型前列腺炎,合用疗程应在 6 周以上。

③植物制剂:推荐使用的植物制剂有普适泰、沙巴棕及其浸膏等。普适泰可显著减轻Ⅲ型前列腺炎患者的疼痛和排尿症状,提高生活质量。

④非甾体类消炎镇痛药:应用塞来昔布等的主要目的是缓解疼痛和不适。

⑤M 受体阻滞药:对伴有尿急、尿频和夜尿但无尿路梗阻的前列腺炎患者,可以使用 M 受体阻滞药治疗。

⑥抗抑郁药及抗焦虑药:对合并抑郁、焦虑等心境障碍的慢性前列腺炎患者,在治疗前列腺炎的同时,可选择使用抗抑郁药及抗焦虑药治疗。应用时必须注意这些药物的处方规定和药物不良反应。可选择的抗抑郁药及抗焦虑药主要有选择性 5-羟色胺再摄取抑制药、三环类抗抑郁药和苯二氮䓬类等药物。

⑦中医中药:推荐按照中医药学会或中西医结合学会有关规范

进行前列腺炎的中医中药治疗。

(3)其他治疗

①前列腺按摩:推荐为Ⅲ型前列腺炎的辅助疗法。Ⅰ型前列腺炎患者禁用。

②生物反馈治疗:为可选择性治疗方法。

③热疗:尚缺乏长期的随访资料。对于未婚及未生育者不推荐使用。

④前列腺注射/经尿道前列腺灌注治疗:尚缺乏循证医学证据证实其疗效与安全性。

⑤手术治疗:经尿道膀胱颈切开术、经尿道前列腺切除术等手术对于慢性前列腺炎很难起到治疗作用,仅在合并前列腺相关疾病有手术适应证时选择上述手术。

Ⅳ型一般无须治疗。

附录B

国立卫生研究院慢性前列腺炎症状指数（NIH-CPSI）

(一)疼痛或不适

1. 在过去1周,下述部位有过疼痛或不适吗?

A. 直肠(肛门)和睾丸(阴囊)之间即会阴部　是(　)1　否(　)0

B. 睾丸　是(　)1　否(　)0

C. 阴茎的头部(与排尿无相关性)　是(　)1　否(　)0

D. 腰部以下,膀胱或耻骨区　是(　)1　否(　)0

2. 在过去1周,你是否经历过以下事件

A. 排尿时有尿道烧灼感或疼痛　是(　)1　否(　)0

B. 在性高潮后(射精)或性交期间有疼痛或不适

是(　)1　否(　)0

3. 在过去1周是否总是感觉到这些部位疼痛或不适

A. 从不　(　)0

B. 少数几次　(　)1

C. 有时　(　)2

D. 多数时候　(　)3

E. 几乎总是　(　)4

F. 总是　(　)5

4. 下列哪一个数字是可以描述你过去1周发生疼痛或不适时的“平均程度”

(　)	(　)	(　)	(　)	(　)	(　)	(　)	(　)	(　)	(　)
	2	3	4	5	6	7	8	9	10

“0”表示无疼痛,2～9依次增加,“10”表示可以想象到最严重疼痛排尿

5. 在过去1周,排尿结束后,是否经常有排尿不尽感

A. 根本没有 ( )0

B. 5次中少于1次 ( )1

C. 少于50%的时间 ( )2

D. 大约50%的时间 ( )3

E. 超过50%的时间 ( )4

F. 几乎总是 ( )5

6. 在过去1周,是否在排尿后少于2h内经常感到又要排尿

A. 根本没有 ( )0

B. 5次中少于1次 ( )1

C. 少于50%的时间 ( )2

D. 大约50%的时间 ( )3

E. 超过50%的时间 ( )4

F. 几乎总是 ( )5

(二)症状的影响

1. 在过去的1周里,你的症状是否总是影响你的日常工作

A. 没有 ( )0

B. 几乎不 ( )1

C. 有时 ( )2

D. 许多时候 ( )3

2. 在过去的1周里,你是否总是想到你的症状

A. 没有 ( )0

B. 几乎不 ( )1

C. 有时 ( )2

D. 许多时候 ( )3

(三)生活质量

如果在你以后的日常生活中,过去1周出现的症状总是伴随着你,你的感觉怎么样

A. 快乐 ( )0

B. 高兴 ( )1

C. 大多数时候满意 ( )2

D. 满意和不满意各占 50% ( )3

E. 大多数时候不满意 ( )4

F. 不高兴 ( )5

G. 难受 ( )6

积分评定：

疼痛：1A＋1B＋1C＋1D＋2A＋2B＋3＋4＝

尿路症状：5＋6＝

对生活质量影响：7＋8＋9＝

合计：

附录C

慢性骨盆疼痛综合征(CPPS)的UPOINT临床表现分型

见附表 C-1。

附表 C-1 慢性骨盆疼痛综合征(CPPS)的 UPOINT 临床表现分型

症状类型	主要表现	治疗选择
泌尿系统症状(urinary)	CPSI 评分中排尿症状评分＞4;尿急、尿频或夜尿;残余尿＞100ml	α受体阻滞药、M受体阻滞药等
社会心理症状(psychosocial)	抑郁;感觉无助、无希望	转诊到精神、心理专科治疗等
器官[前列腺和(或)膀胱]特异症状(organ specific)	前列腺触痛;前列腺按摩液白细胞增加;血精;前列腺内广泛钙化灶	选择敏感抗生素
感染症状(infection)	除外Ⅰ型和Ⅱ型前列腺炎;前列腺按摩液培养有革兰阴性菌、肠球菌等	镇静、镇痛等
神经系统或全身症状(neurologic/systemic)	腹部和盆腔外的疼痛;肠易激综合征;纤维肌痛;慢性疲劳综合征等	
骨骼肌触痛症状(tenderness of skeletal muscles)	会阴、盆底、腹部肌肉痉挛或触发点触痛等	盆底肌肉训练、康复疗法

附录D

病原体定位试验操作方法

1.“四杯法” 先洗净、消毒阴茎头和包皮，将无菌试管直接放在尿道口收集尿液。收集最初排出的10ml尿流（VB_1）；继续排尿100～200ml，用无菌试管收集中段尿10ml（VB_2）；由医生进行前列腺按摩，收集自尿道口流出的前列腺按摩液（EPS）；收集按摩以后首先排出的10ml尿液（VB_3）。将收集的4份标本分别进行显微镜检查和细菌培养。

2.“两杯法” 暴露尿道外口，如有包皮过长，应将包皮上翻。仔细消毒尿道外口。嘱患者排尿100～200ml，用无菌试管收集中段尿（按摩前尿液）；由医生进行前列腺按摩；随后再嘱患者排尿，收集最初10ml尿液（按摩后尿液）。将收集的2份标本分别进行显微镜检查和细菌培养。

附录E

中英文词汇对照表

见附表 E-1。

附表 E-1　中英文词汇对照表

ABP(acute bacterial prostatitis)	急性细菌性前列腺炎
AIP(asymptomatic inflammatory prostatitis)	无症状性前列腺炎
CBP(chronic bacterial prostatitis)	慢性细菌性前列腺炎
CNP(chronic nonbacterial prostatitis)	慢性非细菌性前列腺炎
CPPS(chronic pelvic pain syndromes)	慢性骨盆疼痛综合征
Ct(chlamydia trachomatis)	沙眼衣原体
EPS(expressed prostatic secretion)	前列腺按摩液
IPCN(International Prostatitis Collaborative Network)	国际前列腺炎合作网络
LCR(ligase chain reaction)	连接酶链反应
Mh(Mycoplasma hominis)	人型支原体
NIH(National Institutes of Health)	国立卫生研究院
NIH-CPSI(NIH-chronic prostatitis symptom index)	国立卫生研究院慢性前列腺炎症状指数
OAB(overactive bladder)	膀胱过度活动症
PCR(polymerase chain reaction)	聚合酶链反应
PD(prostatodynia)	前列腺痛
PSA(prostate-specific antigen)	前列腺特异性抗原
Uu(ureaplasma urealyticum)	溶脲脲原体
VB_1(voided bladder one)	初始尿液
VB_2(voided bladder two)	中段尿液
VB_3(voided bladder three)	前列腺按摩后尿液

附录F

欧洲泌尿外科学会（EAU）《慢性盆腔疼痛的诊治指南》

欧洲泌尿外科学会(EAU)在2009年更新了《慢性盆腔疼痛的诊治指南》，在该指南中涉及了慢性前列腺炎/慢性盆腔疼痛综合征(chronic prostatitis associated with chronic pelvic pain syndrome，CP/CPPS)、膀胱疼痛综合征/间质性膀胱炎、阴囊疼痛、尿道疼痛综合征、妇科盆腔疼痛等方面的内容。其中该指南对CP/CPPS的诊治做了详细的循证医学方面的论述，现就泌尿外科最常见的CP/CPPS进行解读，以期对读者有所裨益。

一、定　义

慢性前列腺炎是泌尿外科的常见病和多发病，然而对其病因、发病机制及临床特征等难有足够的认识，以至于慢性前列腺炎的诊断标准不统一和治疗疗程过长。在临床中，5%～10%的前列腺炎是细菌性的；在剩下的90%的前列腺炎患者，实验室检查并没有找到细菌性的根据，这部分被称为慢性无菌性前列腺炎或者是前列腺痛。由于各种症状并非必然跟前列腺腺体相关，CP/CPPS这个名称产生了。这是目前NIH对于非细菌性前列腺症状(Ⅲ型前列腺炎)的称谓，见附表F-1。

CP/CPPS的表现是盆腔区域疼痛不适至少3个月以上，相关体液(精液、前列腺液、尿样)细菌培养阴性，白细胞无明显升高。在鉴别$Ⅲ_A$和$Ⅲ_B$亚型方面还没有临床相关诊治结果，Ⅲ型被认为是一个整体，通称为CP/CPPS。

附表 F-1 前列腺炎分类

Ⅰ	急性细菌性前列腺炎(ABP)
Ⅱ	慢性细菌性前列腺炎(CBP)
Ⅲ	慢性前列腺炎/慢性盆腔疼痛综合征
	A 炎症性 CPPS(EPS/精液/VB_3 中白细胞数量升高)
	B 非炎症性 CPPS(EPS/精液/VB_3 中白细胞在正常范围)
Ⅳ	无症状性炎症前列腺炎

二、发病机制

CP/CPPS 的病理和发病机制仍然未知。急性和慢性是不同的。CPPS 患者没有明显的炎症状况,他们没有尿道炎、尿生殖肿瘤、尿道狭窄、膀胱神经疾病或者明显的肾脏输尿管疾病。CP/CPPS 发病机制有一些假说,但证据不够充分。主要有以下几个方面。

1. 疼痛及伴随的刺激症状和梗阻性排空症状可能引起 LUTS。问题常常出在膀胱颈、括约肌功能紊乱,或者尿道狭窄、膀胱排空障碍等,导致排尿高压。

2. 解剖学上结构异常导致尿流在前列腺尿道反流。

3. 微生物原因,如下尿道存在无明显伤害性的共生微生物,这需要更加细微的分离手法。

4. 免疫学反应,存在不能确定的抗原和自免疫反应;尿液反流前列腺管内和腺泡内可能刺激无菌性炎症反应。

5. 神经肌肉上的病因,主要症状说明了会阴部和盆底部反射性交感神经营养障碍。

6. 基于在症状、膀胱镜检和尿动力学研究上,CP/CPPS 存在类似于间质性膀胱炎病机。在诊断为 CP/CPPS 的患者,间质性膀胱炎病机可以解释其症状。

三、诊　断

CP/CPPS 是一个症状性的诊断,包括需要有 3 个月以上的泌尿生殖系统疼痛史，以及无下尿路的病因。对于疾病严重性、进程及治疗反应只能够通过有效的症状积分表来确定。该病的生活质量可能和急性心肌梗死，不稳定型心绞痛，克罗恩病（Crohn's disease）一样糟糕。可靠而有效的症状和生活质量评价指数是NIH前列腺炎症状指数（the NIH prostatitis symptom index，NIH-CPSI），以及国际前列腺症状积分（international prostate symptom score，I-PSS），这些主观评价结果被推荐为基础评估及泌尿系疾病的治疗结果监控。

CP/CPPS尿动力学常常表现出来的是尿流率减低，膀胱颈和前列腺管口松弛，以及静息时异常尿道闭合高压。外尿道括约肌在排尿的时候是正常的。

实验室诊断"金标准"是经典的"四杯法"细菌定位。除了无菌按摩前的尿液（VB_2），CP/CPPS显示出前列腺液中细菌单位菌群计数少于10 000，并且精液中白细胞和细菌数不显著。但是这个实验对于临床而言太复杂，通过简单的两杯法或者按摩前后检查（pre-post-massage test，PPMT），诊断有效性可以被提高，成本也不高。根据一份大样本的试验。PPMT可以成功检出超过96%的患者。

四、治　疗

由于CP/CPPS的原因不明，很多的治疗还是建立在既往经验的基础上。大部分的患者需要使用针对主症和并发症的治疗。

1. α_1受体阻滞药　近年来越来越多的随机对照试验（RCTs）的证据，已经显示出了α_1受体阻滞药，如特拉唑嗪、多沙唑嗪及坦索罗辛等可以减少尿路症状及疼痛。此种药物的作用是阻断膀胱颈和前列腺的α_1受体，对于中枢神经系统的α_1A/D受体有直接作用，可以增加尿流的状况，接近50%～60%的症状能够得到缓解。但相比较于某些个体的研究，Meta分析显示出在疼痛方面疗效不显著。在评估α_1受体阻滞药作用时，至少需要治疗3～6个月，短期的没有特别好的效果。

2. 抗生素治疗　经验性的抗生素治疗，在临床中已经得到了广泛的使用，因为有一些患者通过抗微生物治疗得到了不错的改善。

对抗生素治疗有效果的患者应该维持4～6周或者更长时间的治疗。可是,细菌培养、白细胞及前列腺特异性抗体并没有在CP/CPPS患者身上表现出来;和健康人比较,前列腺活检的培养结果也没有特别的不同。在众多抗生素中,喹诺酮包括环丙沙星、氧氟沙星等,有更多不错的研究结果。但是总体上,抗生素治疗的证据还很不足。如果喹诺酮治疗超过4～6个月效果仍然不满意,应该考虑更改治疗方案。

3. 非甾体消炎药　非甾体消炎药在某些患者身上有不错效果。使用细胞因子抑制药的免疫调节或其他方式可能会很有帮助,但在实际投入使用前还需要适当的研究。

4. 皮质类固醇　指南中并不推荐使用。

5. 阿片类药物　虽然在非癌性疼痛上阿片肽类药长期效果的数据有限,但它可以对于难治性的CP/CPPS患者提供的一定镇痛效果。其治疗有一定风险,如生活质量下降,成瘾,耐受或者阿片诱发的痛觉过敏等。医师使用阿片类药物时,应该结合疼痛科及其他相关的治疗方法。

6. 5α还原酶抑制药　一些小规模的5α还原酶抑制药的研究发现,非那雄胺可以促进尿排空和改善疼痛。一项随机但缺少安慰剂对照试验中,非那雄胺在超过1年的期间内能够取得较好的症状缓解效果。而在另一项6个月的安慰剂对照试验显示了非那雄胺的较好效果,但差异没有显著,这可能与药力有限有关。

7. 别嘌醇　对于别嘌醇研究有一个RCT,该实验建立在这样的一个假说上:前列腺分泌物中含高浓度嘌呤和嘧啶的代谢物,尿液反流到前列腺管内导致炎症。但是对于循证医学的研究者而言,阳性结果还不足以支持推荐此观点。此外,近期一项将别嘌醇作为氧氟沙星辅助物的随机安慰剂对照试验还没有显示很多的优势。

8. 植物药疗法　植物药疗法的对CP/CPPS的疗效是肯定的。尽管有效的症状积分表还未曾被使用,在一项RCT显示,舍尼通可有效的改善其症状。对于较不复杂的疾病,在一个为期6个月的前瞻性研究中可以观察到36%的治愈率。对比而言,最常用于前列腺增生的前列通，在1年内不能够很好地改善症状。

9. 肌松药　肌松药(地西泮、巴氯芬)被认为在括约肌功能紊乱，盆底/会阴肌肉痉挛中能起作用。但现在只有少数前瞻性的临床试验可以支持这些结论。一项RCT中，使用肌松药(tiocolchicoside)，消炎药(布洛芬)，α_1受体阻滞药(多沙唑嗪)的三联组合对首次接受治疗的患者是有效的，但并不比单独使用α_1受体阻滞药更有效。

10. 支持疗法　支持疗法如生物反射，放松练习，生活方式的改变(饮食，短时的骑自行车)，针灸，推拿，整脊，或者养生功都被认为是可以缓解相关症状的。某些患者报告通过经直肠或经尿道的热疗效果不错。

11. 外科治疗　包括经尿道膀胱颈切除术，经尿道前列腺根除术，特别是根治性前列腺切除术，是有着局限性的，并且要求明确的手术指征。另外，经尿道电针消融术(TUNA)的治疗效果只能和安慰剂治疗可比性。

综上所述，CP/CPPS的治疗见附表F-2。

附表F-2　CP/CPPS的治疗

	证据水平	推荐级别
α_1受体阻滞药	1a	A
肌松药	3	C
抗生素治疗	3	B
阿片类药物	3	C
非甾体类消炎药	1b	B
类固醇 免疫抑制因子	3	不推荐
5α还原酶抑制药	1b	B
植物药疗法	1b-3	B

续表

	证据水平	推荐级别
生物反射,放松练习等,生活方式改变,推拿,整脊,针灸,养生功	2a-3	B
电磁疗法	1b	C
经直肠、尿道热疗	3	C
经尿道膀胱颈切除术 根治性前列腺切除术 经尿道前列腺切除术	3	不推荐